AF533607

Ludwik Fleck und das nicht nach ihm benannte Fleckfieber

Andreas Pospischil

Ludwik Fleck und das nicht nach ihm benannte Fleckfieber

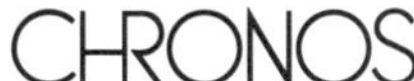

Informationen zum Verlagsprogramm:
www.chronos-verlag.ch

Umschlagbild: Ludwik Fleck (ETH, Archiv für Zeitgeschichte) und menschliche Kopflaus (Foto: Peter Deplazes, Felix Grimm, Institut für Parasitologie, Universität Zürich).

ISBN 978-3-0340-1600-1

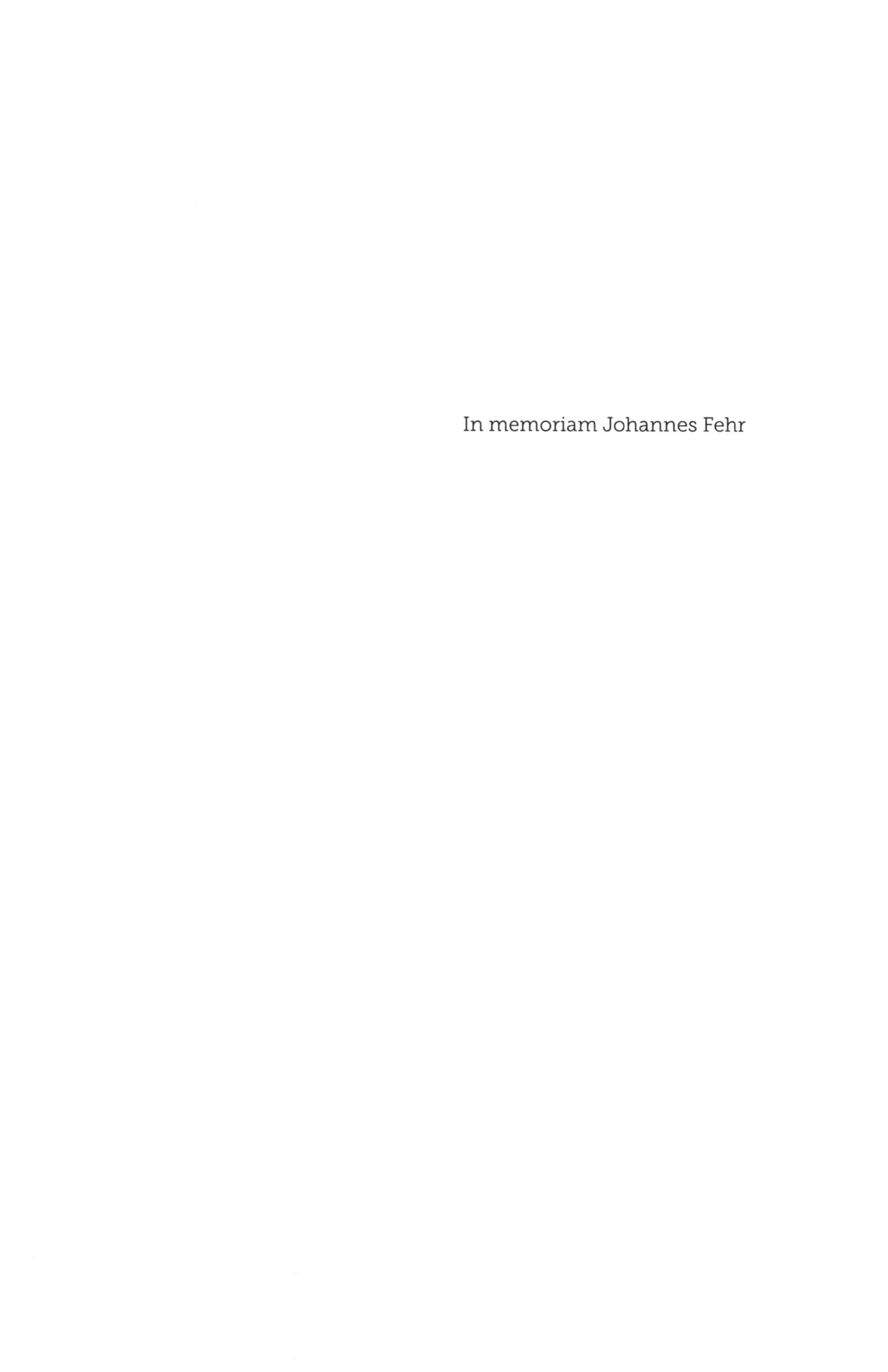

In memoriam Johannes Fehr

Inhaltsverzeichnis

Vorwort

Im «Vorspiel auf dem Theater» zu Goethes «Faust» diskutieren der «Theaterdirektor», der «Dichter» und die «Lustige Person» (ein Schauspieler) die Bedingungen für ein erfolgreiches Theaterstück; es soll folgende Elemente enthalten: den Text, die Darsteller und eine Bühne, die im besten Fall auch über einen «genius loci» verfügt. Ein vollendetes Beispiel dafür ist das Stück «Jedermann» von Hugo von Hofmannsthal in einer Aufführung auf dem Salzburger Domplatz, einem Ort, der über einen besonderen «genius loci» verfügt. Dort inszenierte Max Reinhardt das Stück erstmals im Jahr 1920 nach der Uraufführung von 1911 in Berlin.

Hofmannsthals zeitloses Stück nimmt Elemente eines spätmittelalterlichen Mysterienspiels auf, in dem «Gott» die Menschen durch den «Tod» auf ihre Endlichkeit hinweist. Als eine solche Allegorie kann auch das Fleckfieber dienen. Das Mysterienspiel entstand im Übergang vom späten Mittelalter zur Renaissance, zur selben Zeit als der Veroneser Arzt und Naturforscher Girolamo Fracastoro (1477–1553) das Auftreten und die Verbreitung des Fleckfiebers neben anderen Infektionskrankheiten beobachtete und erstmals eine Theorie über deren Entstehung und Verbreitung durch Erreger entwickelte, die er unter dem zutreffenden Titel «De contagione» veröffentlichte. Die Erreger nannte er «seminaria morbi». Eine Bestätigung seiner Theorie erfolgte erst nach vielen Jahrhunderten.

Betrachtet man die Geschichte des Fleckfiebers als dramatisches Theaterstück, so ist die Zeit von Fracastoro bis zu Beginn des 20. Jahrhunderts der Prolog. Das Drama erreicht erst dann in mehreren Akten seinen Höhepunkt. Als Ort der Handlung taucht beinahe aus dem Nichts die Stadt Lemberg auf.

«Es ist ein bunter Fleck im Osten Europas, dort, wo es noch lange nicht anfängt, bunt zu werden [...]. Es ist die Stadt der verwischten Grenzen. Der östliche Ausläufer der alten kaiserlichen und königlichen Welt. Hinter Lemberg beginnt Russland, eine andere Welt [...]. Man hörte dort Russisch, Polnisch, Rumänisch, Deutsch und Jiddisch. Es war eine kleine

Filiale der grossen Welt.»[1] Das alte Lemberg ist untergegangen, heute existiert an gleicher Stelle im Westen der Ukraine eine Stadt, die Lwiw heisst und die einmal für fast 30 Jahre als Lwow eine polnische Stadt war. Dort, in Lemberg und in Lwow, handeln in einem Stück mit dem Titel «Ludwik Fleck und das nicht nach ihm benannte Fleckfieber» Protagonisten wie Ludwik Fleck und Rudolf Weigl in Hauptrollen neben vielen anderen Personen in Nebenrollen.

Vorhang auf!

«So schreitet in dem engen Bretterhaus
den ganzen Kreis der Schöpfung aus
und wandelt mit bedächt'ger Schnelle
vom Himmel durch die Welt zur Hölle!»
(Faust, Vorspiel auf dem Theater)

1 Joseph Roth, «Lemberg die Stadt». In: Frankfurter Zeitung, 22. November 1924.

Akt 1: Lemberg in der Habsburgermonarchie

Lange grämte sich Maria Theresia (1717–1780), seit 1740 Regentin Österreichs, über den 1763 als Folge des Siebenjährigen Kriegs erlittenen Verlust Schlesiens. Gegen ihre innere Überzeugung griff sie zu, wenn auch zögerlich, als sich im Rahmen der «Ersten polnischen Teilung» die Möglichkeit ergab, mit Galizien und Lodomerien dem Habsburgerreich neue Gebiete einzugliedern. Der am 5. August 1772 in St. Petersburg unterzeichnete Teilungsvertrag über Polen wies die Stadt Lemberg, Hauptstadt des Königreiches Galizien und Lodomerien, den Habsburgern zu; dies hatte bis zum Ende des Ersten Weltkriegs Bestand. Die Grenze zwischen dem Habsburgerreich und Russland verlief neu nahe der Stadt Brody (siehe Abbildung 1), nur wenige Kilometer nordöstlich von Lemberg. Da der grösste Teil der Bevölkerung Brodys jüdisch war, bezeichnete man diesen Ort in der Habsburgermonarchie als das «galizische Jerusalem» (Kłańska, 1993).

Im August 1773 und im Mai 1780[2] begab sich der spätere Kaiser Joseph II., Sohn Maria Theresias und Mitregent in den habsburgischen Erblanden, zur Inspektion der neuen Kronländer nach Galizien und fand ein heruntergekommenes und verarmtes Land vor. Auch die 1773 durch Papst Clemens XIV. (1705–1774) verfügte Auflösung aller Jesuitenkollegs, der Maria Theresia widerstrebend nachkam, sollte Joseph II. dort überwachen. Für Lemberg bedeutete dies das Ende der dort seit 1608 bestehenden Jesuitenschule. Eine Art Wiederbelebung dieser als Hochschule gegründeten Einrichtung erfolgte im Jahr 1784 durch die von Joseph II. veranlasste Gründung einer deutschen Universität, die auf die alte, durch den polnischen König Johann Casimir (1609–1672) 1661 initiierte Hochschule aufbauen konnte (siehe Abbildung 2).

Zur Ausstattung der neuen Universität gehörte eine Bibliothek mit einem Bestand von nahezu 10 000 Büchern aus der in Wien aufgelösten Jesuitenschule (Theresianum). Dieser wertvolle Bücherbestand verbrannte im Laufe des Jahres 1848 bei Studentenaufständen. Am 9. Sep-

2 Neue Zürcher Zeitung, 24. Mai 1780, S. a4.

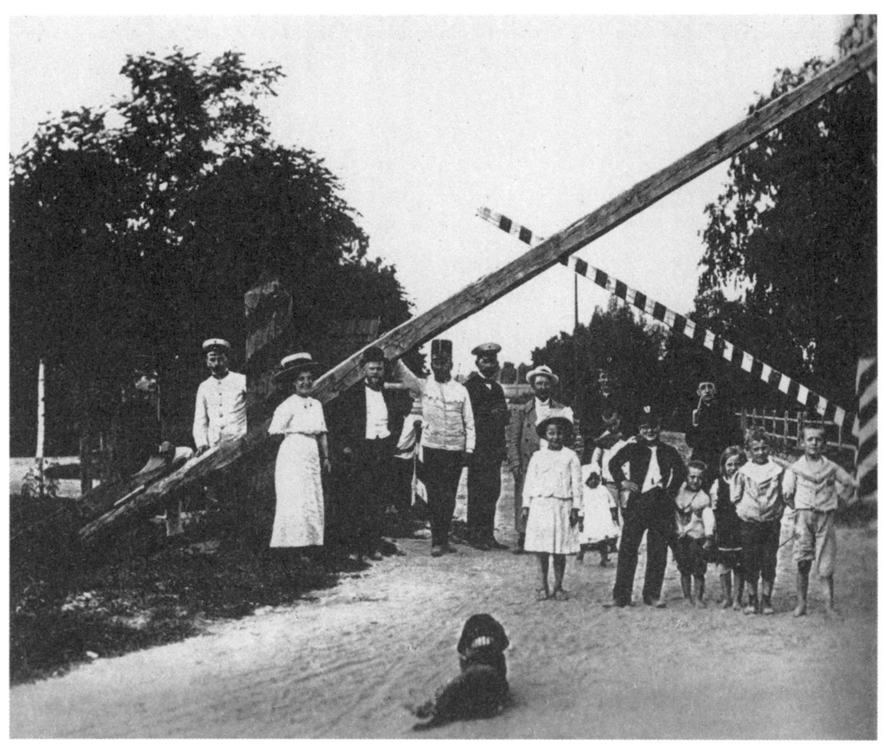

Abb. 1: Österreichisch-russische Grenze bei Brody um 1900.

tember 1794 wurde an der Universität auf kaiserliche Order auch eine medizinische Fakultät eingerichtet.

In deren unmittelbarer Nachbarschaft entstand 1881 auf der Basis einer seit 1784 bestehenden Tierarzneischule eine grössere Tierarznei- und Hufbeschlagschule, die eine bedeutende Rolle als Militärveterinärabteilung erlangte. Lemberg erhielt die dritte Ausbildungsstätte für Tierärzte in der K.-und-k.-Monarchie nach Wien, gegründet 1767, und Budapest, gegründet 1787. Bis 1909 wurde die Lemberger Schule nach und nach mit dem Promotions- und Habilitationsrecht, den vollen Rechten einer Universität, ausgestattet (siehe Abbildung 3). Das Wappen der Tierarzneischule trägt die Widmung «Hominum Animaliumque Saluti» (Zum Wohle von Mensch und Tier), was man als einen sehr frühen Hinweis auf die heute aktuellen Bestrebungen der «One health»-Initiative ansehen kann, die sich den engen Beziehungen und Abhängigkeiten von menschlicher und tierischer Gesundheit widmet.

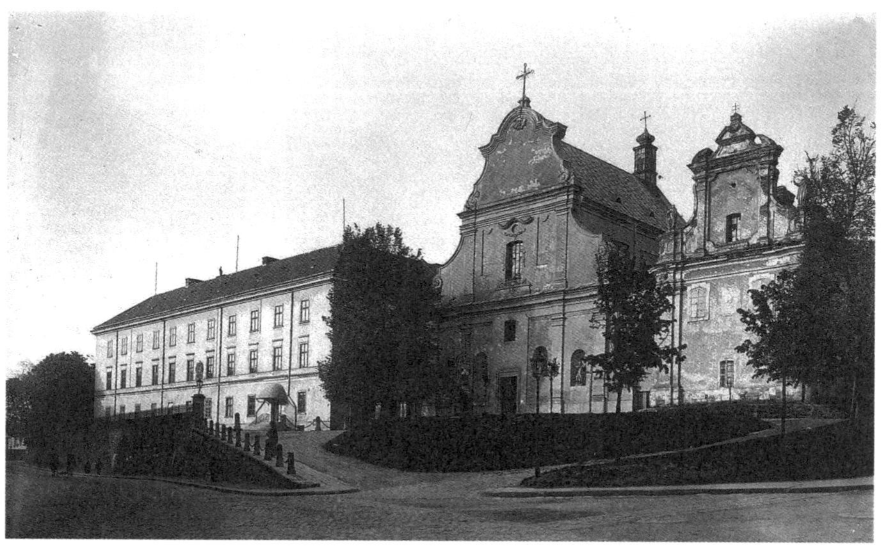

Abb. 2: Gebäude der Alten Universität an der Nikolayastrasse in Lemberg in unmittelbarer Nachbarschaft der St. Nikolauskirche um 1910.

Lemberg wuchs nach und nach zur viertgrössten Stadt der österreichischen Monarchie. So lebten dort im Jahr 1773 etwa 23 000 Personen. Bis zum Jahr 1900 stieg die Zahl der Einwohner auf 159 877 Personen, darunter 82 597 Römisch-Katholische, 29 327 Griechisch-Unierte, 44 258 Juden; 120 634 Polnisch- und 20 409 Deutschsprachige und 15 159 Ruthenen (Ukrainer). Der Anteil der jüdischen Bevölkerung, der 1797 etwa 30 Prozent betrug, stieg stetig an. Die ethnische und sprachliche Vielfalt hatte einen positiven Einfluss auf das geistige Leben und die intellektuelle Entwicklung der Stadt. Der Bau eines Opernhauses in den Jahren 1896 bis 1900 symbolisierte das gewachsene kulturelle Umfeld der Stadt. Ein erster Entwurf der Wiener Architekten Fellner und Helmer, der in dieser Zeit führenden Erbauer von rund 50 Theatern in der K.-und-k.-Monarchie und darüber hinaus, wurde abgelehnt. Die Stadt beauftragte hingegen den polnischen Architekten Zygmunt Gorgolewski (1845–1903), den Direktor der technischen Hochschule Lembergs, mit dem Bau.
Im sogenannten Vormärz, den Jahren von der Revolution von 1830 bis zur Märzrevolution von 1848, traten in Galizien erhebliche polnisch-nationalistische Aktivitäten zu Tage, die auch «polnische Konspirati-

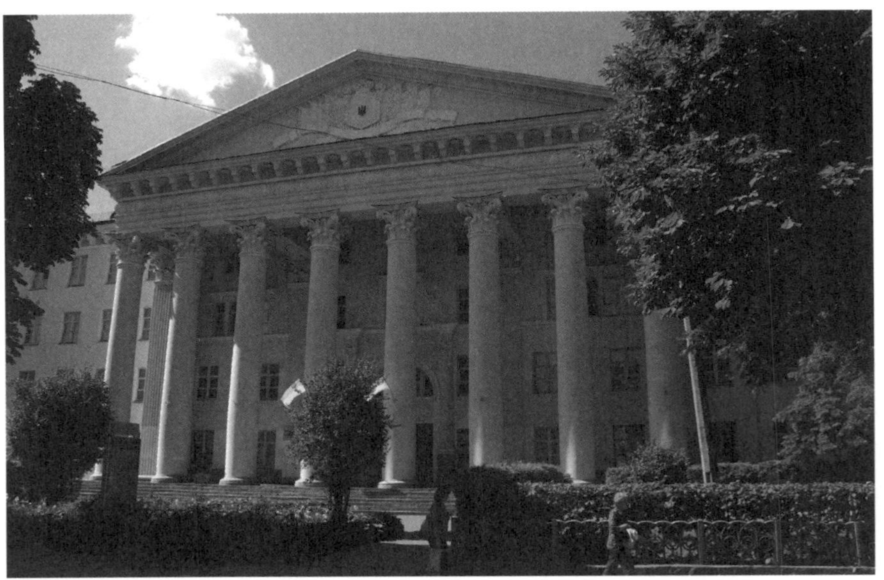

Abb. 3: Veterinärmedizinische Akademie Lemberg 2016.

onen» (Kłańska, 1993) genannt wurden, an der sich intellektuelle Exilpolen beteiligten. Die Polizei und Justiz der Habsburgermonarchie antwortete darauf mit Repressalien. In Lemberg wurde die Revolution von 1848 mit grosser Begeisterung aufgenommen. Über Nationalitäten- und Religionsgrenzen hinweg bildete sich eine Nationalgarde, und man sandte die «Märzpetition» nach Wien, die mehr persönliche Freiheit, Religions- und Pressefreiheit sowie den Rücktritt Fürst Metternichs (1773–1859) forderte. Die Antwort auf all die Forderungen war die Beschiessung Lembergs durch die österreichische Armee unter General Hammerstein am 2. November 1848. Es sollte noch bis 1867 dauern, bis eine Verfassungsreform allen österreichischen Kronländern Autonomie und ihren Bürgern rechtliche Gleichberechtigung verlieh. Damit begann für Galizien eine neue Ära, in der nach und nach der deutschsprachige Verwaltungsapparat fast zur Gänze durch einen polnischen ersetzt wurde. Der Monarchie gelang damit nicht nur in Galizien ein gewisser Ausgleich zwischen den wachsenden Interessen der verschiedenen Nationalitäten. Der ungarische Reichsteil erhielt 1867 als gleichberechtigter Partner in der Monarchie grössere Freiheiten. Die gleichzeitig gewährte Niederlassungsfreiheit und das Recht zur ungehinderten Religionsausübung führten zur schrittweisen Emanzipation der Juden. Im Gegensatz zu den anderen Ethnien erreichten die Juden jedoch nie den Status einer «Nationalität», was ihnen unter anderem das in Artikel 19 des Staatsgrundgesetzes von 1867 festgelegte Recht auf Anerkennung ihrer Sprache gegeben hätte. Folglich waren sie zur Assimilation an eine der anderen Nationalitäten und deren Sprache gezwungen. Joseph Roth (1894–1939), geboren in Brody, manchmal auch als «Chefnostalgiker der K.-und-k.-Monarchie» bezeichnet, charakterisiert in der Erzählung «Die Büste des Kaisers» das Nebeneinander der verschiedenen Ethnien insbesondere in Galizien wie folgt: «Meine alte Heimat, die Monarchie, war ein grosses Haus mit vielen Türen und Zimmern für viele Arten von Menschen.» (Roth, 1934)

Schliesslich wurde 1871 die polnische Sprache als Amtssprache der Behörden auch an der Universität anerkannt. In den russischen und preussischen Nachbargebieten Posen und Warschau führten die Behörden hingegen keine weitere Amtssprache ein.[3] Galizien entwickelte sich daher in der Folge zum Anziehungspunkt polnischer Intelligenz, da sie sich dort relativ frei entfalten konnte. Der Nationalitätenausgleich im Habsburgerreich hielt nicht lange. Er beschränkte sich weitgehend auf die Regentschaft von Kaiser Franz Joseph I. (1830–1916), der diese von 1848 bis 1916 ausübte. Zu Beginn des 20. Jahrhunderts hat fast jeder Bürger Galiziens unter keinem anderen Kaiser gelebt (Parnas, 1978). Dort wuchs seine Popularität dank seiner häufigen Besuche. Der Kaiser reiste beispielsweise 1894 nach dem Kaisermanöver in Lanckorona (Lands-

3 Neue Zürcher Zeitung, 11. September 1894, S. b1: «Die Stellung der Polen im österreichischen Staate, wie sie sich im letzten Vierteljahrhundert herangebildet, ist eine ganz eigentümliche und nur dann zu verstehen, wenn sie in Zusammenhang mit der grossen europäischen Politik gebracht wird. Während das polnische Element in Russland mit den Mitteln der brutalsten Gewalt ausgerottet wird und auch die preussische Regierung das Polentum zurückzudrängen sucht, hat das polnische Volkstum in Galizien eine Stätte gefunden, wo es sich ungestört entfalten kann, wo es von oben herab in seinen Bestrebungen gefördert wird und sich eine herrschende Stellung errungen hat. Keinen grösseren Gegensatz giebt es zwischen den ehemaligen polnischen Gebieten, die unter russischer, und jenen, die unter österreichischer Herrschaft stehen. Während in Russisch-Polen ein erbarmungsloser Krieg gegen alles Polnische geführt wird, sind in Galizien Amt und Schule vollständig polonisiert […].»

kron, Galizien) an die galizische Landesausstellung, die vom 5. Juni bis zum 10. Oktober 1894 im Stryjskyj-Park im Nordwesten Lembergs stattfand. Dafür wurden im oberen Teil des Parks 130 Pavillons gebaut (siehe Abbildung 4) und ein Triumphbogen errichtet. Die ausländische Presse berichtet über diesen Anlass: «Der Schwerpunkt Österreichs ist zur Zeit nach der Hauptstadt Galiziens verlegt. Der Kaiser ist gestern zum Besuch der Ausstellung in Lemberg eingetroffen und in wahrhaft grossartiger Weise empfangen worden. Von allen Teilen des Landes erscheinen Abordnungen, um dem Monarchen ihre Huldigung darzubringen. Fast sämtliche Minister weilen jetzt in Lemberg; die Augen unserer politischen Welt sind dorthin gerichtet; alles horcht auf die Kundgebungen, die von dort kommen.»[4]

Als weiteren Ausdruck der Anerkennung der polnischen Kultur liessen die österreichischen Behörden am 30. Oktober 1904 auf dem Marienplatz in Lemberg ein Denkmal für den polnischen Nationaldichter Adam Mickiewicz (1798–1855) errichten.

Die Erweiterung der politischen Spielräume, die seit 1867 nach dem Ausgleich der Nationalitäten in der Monarchie ermöglicht wurde, nutzten die in Galizien ansässigen Nationalitäten in unterschiedlichem Ausmass. Nach und nach kam es durch die Bevorzugung der polnischen Bevölkerung und durch die Benachteiligung des ukrainischsprachigen Teils der Einwohner zu einer Verschärfung sozialer, konfessioneller und kultureller Gegensätze. Daraus entwickelte sich unter der ukrainischsprachigen Bevölkerung eine wachsende nationalistische Bewegung, deren bekannteste Vertreter der Schriftsteller Ivan Franko[5] und der Historiker Mychajlo Hruschewskyj[6] waren. Die im Verlaufe des Ausgleichs der Nationalitäten in der Monarchie fast vollständige Emanzipation der Juden erweckte den Eindruck, dass «die Juden» von den Änderungen ihrer Situation – etwa durch den im ländlichen Raum nun leichteren Erwerb von Grundbesitz – stark profitierten. Latent vorhandene antijüdische Vorurteile der nichtjüdi-

4 Neue Zürcher Zeitung, 11. September 1894, S. b1.

5 Ivan Franko (27. 8. 1856–28. 5. 1916), ukrainischer Schriftsteller, Journalist, Literaturkritiker und Übersetzer. Er hatte grossen Einfluss auf die ukrainische Literatur und die Entwicklung des nationalen ukrainischen Gedankens.

6 Mychajlo Serhijowytsch Hruschewskyj (29. 9. 1866–24. 11. 1934), Historiker, Politiker und Aktivist in der ukrainischen Nationalbewegung.

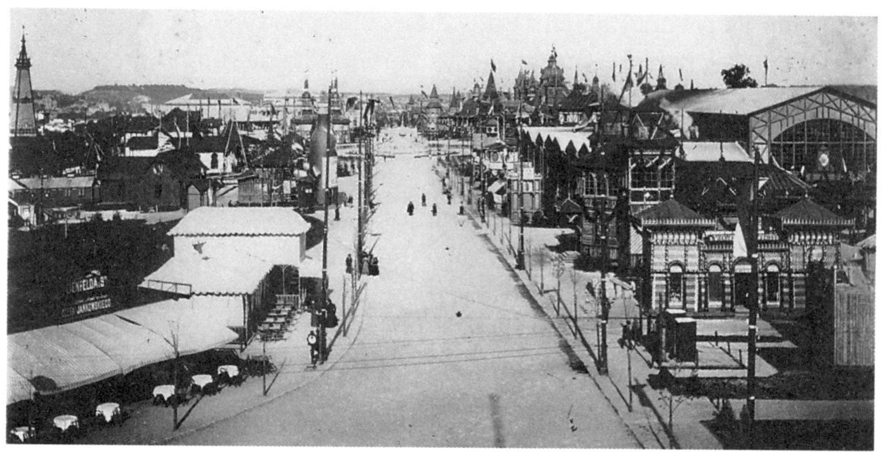

Abb. 4: Galizische Landesausstellung in Lemberg im Oktober 1894.

schen Bevölkerung wuchsen zu einem manifesten Antisemitismus an, der sich in einer Welle antijüdischer Gewalt entlud, die im Juni und Juli 1898 in Zentralgalizien (Jaslo) ausbrach und sich von dort aus weiter ausbreitete.[7] Die Behörden verhängten daraufhin über 33 westgalizische Bezirke den Ausnahmezustand. Plünderungen jüdischer Geschäfte und die Zerstörung jüdischer Schenken konnten damit eingedämmt werden, die Lage beruhigte sich aber nur oberflächlich.
Der städtische Teil der jüdischen Bevölkerung, der sich teilweise an die herrschenden Verhältnisse angepasst und die polnische Sprache erwor-

7 Text eines Flugblatts mit Aufruf zur Gewalt gegen Juden aus Lemberg (1898): «Hurra! Hurra! Auf die Juden. Wenn schon in ganz Galizien, dann werden auch wir uns nicht blamieren und die stinkende Bande verprügeln und von hier vertreiben, auf! Die Dreschflegel, Sensen und Hacken auf den Wagen, sollen sie arbeiten wie alle anderen. Bis jetzt haben die Juden nichts gegeben. Ihr habt das Blut unseres Erlösers vergossen, unser Blut habt ihr vergossen, unser Land, unser Volk habt ihr beklaut, bereichert euch an unserer Arbeit, überall wimmelt es von euch. Geht schon nach Palästina, da ist euer Messias. Und daher weg mit Pessach, wir verachten euch, so wie Gott euch verdammt hat. Wir werden nicht aufhören zu schlagen und Feuer zu legen, bis ihr nicht mehr zu sehen seid. Mit Dynamit jagen wir euch in die Luft und ihr werdet wie Frösche herunterfallen. Hurra, Brüder, mit Hurra auf die Juden, Hurra!!! Der Heilige Vater hat die Erlaubnis für alles erteilt, was die Juden unter den Katholiken verjagt! Versammeln wir uns, ihr wisst schon wann, vergesst den Jahrmarkt nicht. Hurra! Hurra! Hurra!»

ben hatte, litt mehr und mehr unter antisemitischen Tendenzen. Von den Ukrainern (Ruthenen) wurden sie als Verbündete der polnischen Unterdrücker betrachtet. Dafür war nicht allein ein religiös motivierter Antisemitismus verantwortlich, sondern auch ökonomisch-soziale Gründe trugen dazu bei. In der dörflichen Gesellschaft übten Juden traditionell Berufe wie Gutsverwalter, Schankwirt oder Händler mit landwirtschaftlichen Produkten aus. In Notzeiten wurde ihnen die Verantwortung für Missstände wie Armut, Alkoholismus und Perspektivlosigkeit zugeschoben. Als Auswirkung der ab 1880 in Russland und Rumänien vermehrt auftretenden Pogrome wuchsen die jüdischen Gemeinden in Galizien durch Flüchtlinge stark an, was die Spannungen nicht verminderte.[8]
Mehr und mehr gerieten die Juden sowohl von polnischer wie auch von ukrainischer Seite unter Druck. Auch die teilweise starke Assimilation bewahrte sie nicht vor weiterem Ungemach, wie Joseph Roth im Jahr 1927 schilderte: «Sie beten nicht mehr in Synagogen und Bethäusern, sondern in langweiligen Tempeln, in denen der Gottesdienst so mechanisch wird, wie in jeder besseren protestantischen Kirche. Sie werden Tempeljuden, das heisst: guterzogene glattrasierte Herren in Gehröcken und Zylindern, die das Gebetbuch in den Leitartikel des jüdischen Leibblatts packen, weil sie glauben, man erkenne sie an diesem Leitartikel weniger als an dem Gebetbuch [...]. Der rasierte Jude trägt nicht mehr das Kennzeichen seines Volkes. Er versucht, auch wenn er es nicht will, so auszusehen, wie einer der glücklichen Christen, die man nicht verfolgt und nicht verspottet. Auch er entgeht dem Antisemitismus nicht.»

8 Die Neue Zürcher Zeitung vom 13. 9. 1915 schreibt auf Seite a2 unter dem Titel «Brody und Tarnopol» über Brody in Galizien: «[...] Brody ist nahezu vollständig von Juden bewohnt. Kaum gibt es eine Ortschaft, die ihr israelitisches Gepränge offener zur Schau trüge als Brody. Hier sieht man den echten galizischen Juden, wie er mit seinen typischen Schläfenlocken, im wallenden Kaftan, feilschend und gestikulierend durch die Gassen schlendert und mit Leder, Borsten, Federn und Juwelen, falschen und echten, handelt. Aber auch grössere Geschäfte betreiben die ostgalizischen Hebräer. Fast der gesamte Getreide-, Woll-, Baumwoll- und Pelzhandel liegt in ihren Händen. Das Wahrzeichen des dominierenden jüdischen Elements in Brody ist die grosse Synagoge, die weithin das Stadtbild beherrscht [...].»

Nach der Jahrhundertwende dreht sich das Rad der Zeit rascher und rascher; Europa steuert auf die Katastrophe des Ersten Weltkrieges zu. Hören wir noch einmal Joseph Roth, diesmal im «Radetzkymarsch» (1927): «Um jene Zeit begannen die hohen Herren in Wien und Petersburg bereits, den grossen Krieg vorzubereiten. Die Menschen an der Grenze fühlten ihn früher kommen als die andern; nicht nur, weil sie gewohnt waren, kommende Dinge zu erahnen, sondern auch weil sie jeden Tag die Vorzeichen des Untergangs mit eigenen Augen sehen konnten.» Gegen Schluss des «Radetzkymarsch» schildert er ein Sommerfest des reichen polnischen Gutsbesitzers Chojnicki; die Reaktion der Gäste auf das Eintreffen der Nachricht von der Ermordung des österreichischen Thronfolgers Erzherzog Franz Ferdinand am 28. Juni 1914 in Sarajewo: «Trotta wandte sich zur Tür. In diesem Augenblick wurde sie aufgestossen. Viele Gäste strömten herein. Konfetti und Papierschlangen auf den Köpfen und Schultern. Die Tür blieb offen. Man hörte aus den andern Räumen die Frauen lachen und die Musik und die schleifenden Schritte der Tänzer. Jemand rief: ‹Der Thronfolger ist ermordet›». Roth schildert eine Gruppe ungarischer Offiziere, die sich in ungarischer Sprache unterhält und aufgefordert wird, deutsch zu sprechen. Graf Benkyö fährt auf deutsch fort: «‹Wir sind übereingekommen, meine Landsleute und ich, dass wir froh sein können, wenn das Schwein (der Thronfolger) hin is!› Trotta ruft Skandal! Und verlässt den Raum.»

In der ersten Hälfte des 20. Jahrhunderts wurde das weit entfernt von den grossen Metropolen Europas im Osten gelegene Lemberg zum Zentrum der Forschung zu Fleckfieber. Die beiden wichtigsten Protagonisten Rudolf Weigl (1883–1957) und Ludwik Fleck (1896–1961) wuchsen in dieser Stadt heran und wurden durch das dort herrschende multikulturelle und multiethnische Klima entscheidend geprägt. Beide studierten an der Universität Lemberg.
Rudolf Stefan Weigls Familie stammte aus einer deutschsprachigen Familie in Mähren, einem anderen Teil der K.-und-k.-Monarchie. Er assimilierte sich in Galizien vollständig und wurde zu einem Lemberger. Dort besuchte er die Schulen und studierte Naturwissenschaften an der Universität. Er promovierte 1907 und habilitierte sich 1913 für Zoologie,

vergleichende Anatomie und Histologie. Seine akademischen Lehrer waren Benedykt Dybowski[9] und Józef Nusbaum-Hilarowicz.[10]

Ludwik Fleck wurde am 11. Juli 1896 in Lemberg in eine polnischsprachige jüdische Familie geboren, in der häufig Jiddisch gesprochen wurde. Daneben lernte er fliessend Ukrainisch und Deutsch. Wie viele seiner Zeitgenossen war Fleck ein typisches Kind des vielsprachigen und multiethnischen Lemberg des ausgehenden 19. Jahrhunderts. Er besuchte das polnische humanistische Gymnasium und begann 1914 an der dortigen Universität das Studium der Medizin.

Die medizinische Fakultät der Lemberger Universität war gerade zwanzig Jahre alt. Ihre Gründung war im November 1891 von Kaiser Franz Joseph I. genehmigt worden, am 9. September 1894 fand die feierliche Eröffnung statt. Während seiner Studienzeit verkehrte Fleck regelmässig in den Lemberger Cafés und traf dort auch auf Joseph Roth.

9 Benedykt Dybowski (2. 9. 1833–11. 8. 1930) studierte an den Universitäten Dorpat (Tartu) und Breslau Medizin, später Paläontologie, Botanik und Medizin in Berlin. Er nahm an Expeditionen teil, um ozeanische Fische und Krebstiere zu erforschen. Schliesslich wurde er zum Professor für Zoologie an der Szkoła Główna Warszawska in Warschau ernannt. 1864 verhaftete man ihn wegen der Teilnahme am polnischen Januaraufstand und verurteilte ihn zum Tode. Seine Strafe wurde später auf 12 Jahre schwere Arbeit in Sibirien reduziert. Dybowski studierte dort die Naturgeschichte Sibiriens. 1866 befreite ihn Gouverneur Murawjow von der Zwangsarbeit, erneuerte seine bürgerlichen Rechte und schlug ihm die Arbeit als Arzt im Krankenhaus vor. Er liess sich im kleinen Dorf Kultuk nieder und begann mit technischer Unterstützung der Russischen Geographischen Gesellschaft die detaillierte Erforschung des Baikalsees. Seine Forschungen führte er an der Universität in Lemberg weiter. Er ist auf dem Łyczakowski-Friedhof neben anderen Teilnehmern des polnischen Aufstands von 1863 begraben.

10 Józef Nusbaum-Hilarowicz, Zoologe (22. 12. 1859–17. 3. 1917), studierte ab 1878 an der Universität Warschau, ab 1888–1891 in Paris und Berlin Naturwissenschaften. 1888 promovierte er zum Dr. phil. (Zool.) an der Universität Warschau. Ab 1891 wirkte er als Privatdozent für vergleichende Anatomie an der Universität Lemberg. 1894 wurde er Professor der deskriptiven Anatomie der Haustiere an der Tierärztlichen Hochschule in Lemberg und übernahm 1906 die Leitung des Zoologischen Instituts an der Universität Lemberg. Als Darwinist war er Begründer der sogenannten nusbaumschen Schule der Evolutionisten.

Fleckfieber

Die Lemberger Szene ist fürs Erste gesetzt, der «genius loci» beschrieben, es folgt das Stück mit dem Titel: «Ludwik Fleck und das nicht nach ihm benannte Fleckfieber».

Die Erkrankung an Fleckfieber

Von Girolamo Fracastoro, einem italienischen Arzt in der Zeit der italienischen Renaissance, ist eine der ersten genauen Beschreibungen der Erkrankung überliefert, die man heute als Fleckfieber interpretieren kann. Er beschreibt diese ansteckende Erkrankung mit folgenden Symptomen: «linsengrosse, flohstichähnliche oder fleckenförmige Hautausschläge» («lenticulae vel puncticulae vel peticulae»)[11] und grenzt diese Erkrankung von der Pest ab (Winkle, 2005). Im Laufe des 16. Jahrhunderts taucht für diese Erkrankung die Bezeichnung «Typhus exanthemicus» (deutsch Fleckfieber) auf (Anderson und Anderson, 2000; Angelakis et al., 2015). Die Bezeichnung leitete sich von den charakteristischen Veränderungen der Haut von Patienten her (siehe Abbildung 5) und fand bis weit ins 19. Jahrhundert Verwendung. In der ersten Woche der Erkrankung weisen die Patienten auf der Haut von Brust und Bauch eine grosse Zahl rötlicher Flecken auf, die einen Durchmesser von bis zu zwei Zentimeter erreichen können (Winkle, 2005). Dadurch unterschied sich «Typhus exanthemicus» (Fleckfieber) vom «Typhus abdominalis», einer schweren Durchfallerkrankung, die meist durch Salmonellen hervorgerufen wird (Winkle, 2005).

Beiden Erkrankungen gemeinsam ist eine Beteiligung des Gehirns in der späten Phase der Erkrankung, was durch den Begriff «Typhus» umschrieben wird. Er leitet sich vom altgriechischen «typhos» ab, was «Dunst», «Nebel», «Rauch», «Dampf» bedeutet und im übertragenen Sinne für «Schwindel» oder «benebelter Geisteszustand» steht. So

11 Girolamo Fracastaro: De contagionibus et contagiosis morbis, lib II. Cap. VI: De febre, quam lenticulas, vel puncticula aut peticulas vocant.

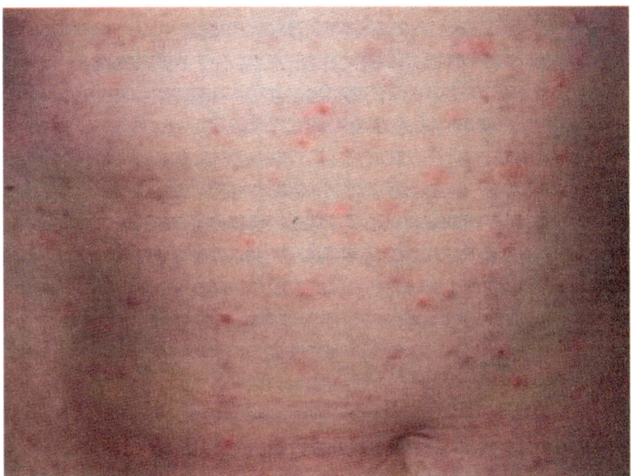

Abb. 5: Fleckfieber-Exanthem.

werden die neurologischen Symptome der Krankheit, insbesondere die Benommenheit, als «umnebeltes Bewusstsein» beschrieben. Zur Unterscheidung der beiden Erkrankungen «Typhus exanthemicus» und «Typhus abdominalis» äussert sich Rudolf Virchow (1821–1902) in seiner berühmten Arbeit über die in Oberschlesien herrschende Typhusepidemie (1848): «augenblicklich verwirrt die Frage nach der Natur des Typhus. 2 [...] Ich definiere Typhus als eine akute Krankheit, welche von Anfang an mit einer bedeutenden Erschütterung des Nervensystems und heftigem Fieber aufzutreten pflegt, sehr bald Roseola-exanthem entwickelt, die Erscheinungen der Depression am Nervenapparat hervortreten lässt, sich mit akuten katarrhalischen Schleimhautentzündungen verbindet und einen gesetzmässigen, obwohl nicht scharf typhösen (sic!) Verlauf macht.» Virchow beschreibt bei der oberschlesischen Epidemie eine Erkrankung mit Fleckfieber (Virchow, 1848; Fischer, 1943).

Beim «Typhus exanthemicus» wandeln sich die rötlichen Flecken in der Haut nach und nach in Blutungen um, die im Verlauf der Erkrankung auch in den inneren Organen und im Gehirn auftreten; dort verursachen diese Veränderungen Störungen, die sich in Form psychischer Symptome zeigen, was im 19. Jahrhundert auch zur Bezeichnung «Nervenfieber» geführt hat.

Eine Diagnose des Fleckfiebers in der Frühphase der Erkrankung war für Jahrhunderte nur durch das Auftreten der typischen klinischen Erscheinungen in der Haut möglich.
Schlechte hygienische Verhältnisse, wie sie in Kriegen oder während Hungersnöten herrschen, fördern das vermehrte Auftreten dieser Erkrankung. Daher bezeichnet man das Fleckfieber auch als Hunger- oder Kriegstyphus. Es war über Jahrhunderte hinweg ständiger Begleiter kriegerischer Auseinandersetzungen. So dezimierte während des Grossen Türkenkriegs (1683–1699) eine als *Morbus hungaricus* oder *Febris hungarica* genannte Erkrankung, mit grosser Sicherheit Fleckfieber, die Heere beider Seiten und befiel sogar den Prinzen Eugen (1663–1736; Flamm, 2015).[12] Berichte über vergleichbare Erkrankungen häufen sich im ausgehenden 18. und zu Beginn des 19. Jahrhunderts (Cloudsley-Thompson, 1976).

Die Übertragung des Fleckfiebers

Beim klassischen oder «epidemischen» Fleckfieber handelt es sich, wie man seit dem frühen 20. Jahrhundert weiss, um eine Infektionskrankheit, die durch Kopf- und Kleiderläuse von Mensch zu Mensch übertragen wird. Den tatsächlichen Zusammenhang zwischen dem Befall mit Läusen und der Verbreitung des Fleckfiebers erkannte in den ersten Jahren des 20. Jahrhunderts der französische Arzt Charles Nicolle[13] (siehe Abbildung 6). Er wies durch die Beobachtung von Patienten, die vor dem Eintritt in ein Spital gewaschen wurden und frische Kleider erhielten, und durch Versuche mit Schimpansen nach (Nicolle 1909), dass das Fleckfieber durch Läuse übertragen wird (Gross, 1996). Diese Ergebnisse waren von so eminenter praktischer Bedeutung, dass man damit erste Schritte zur Eindämmung von Epidemien einleiten konnte. Seine

12 Prinz Eugen war einer der bedeutendsten Feldherren des Habsburgerreiches, dessen Stellung als Grossmacht er wesentlich ausbaute. Er war ab 1697 Oberbefehlshaber im Grossen Türkenkrieg.

13 Charles Nicolle, (21. 9. 1866–28. 2. 1936), französischer Arzt und Mikrobiologe, der wesentliche Arbeiten über Tuberkulose und Diphtherie publizierte. Seit 1903 Leiter des Institut Pasteur in Tunis. 1928 erhielt er den Nobelpreis für Physiologie oder Medizin für seine Arbeiten über Fleckfieber.

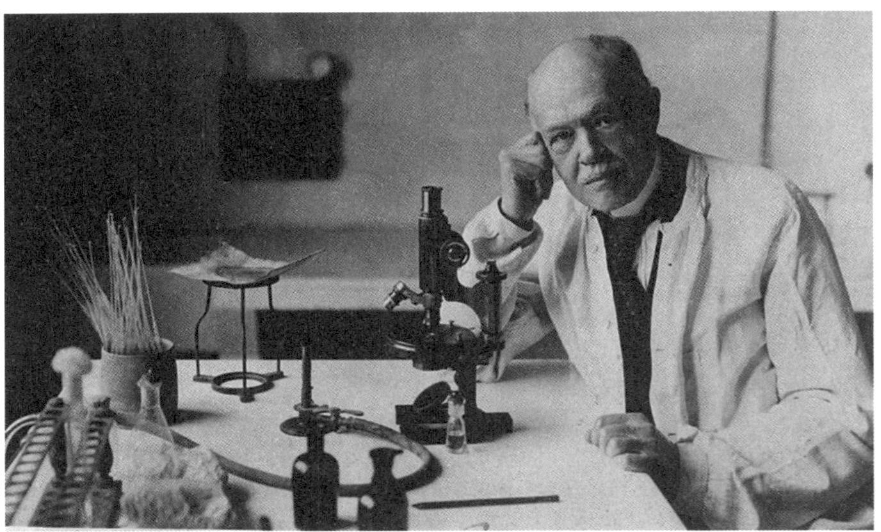

Abb. 6: Charles Nicolle in seinem Labor am Institut Pasteur in Tunis.

Forschungsergebnisse zeigten erstmals die Möglichkeit auf, die Infektionskette (infizierter/erkrankter Mensch – Laus – neuer Wirt) durch den Kampf gegen Läuse zu unterbrechen. Auch ohne Kenntnis dieser Zusammenhänge versuchten Menschen seit Jahrtausenden, sich von Läusen als lästigen Peinigern zu befreien.

Im Jahr 1928 erhielt Nicolle für diese Erkenntnisse den Nobelpreis für Medizin (Falcao, 1966). Wo diese Zusammenhänge nicht beachtet wurden, breitete sich das Fleckfieber weiter aus. Der Erreger des Fleckfiebers hat im Laufe von Jahrtausenden durch Läuse einen Vektor – eine ökologische Nische – gefunden, der ihn von Mensch zu Mensch trägt. Er nutzt die Tatsache, dass Läuse (siehe Abbildung 7) wie andere Ektoparasiten den Menschen seit Millionen von Jahren begleiten. Vorfahren der heutigen Kopfläuse parasitierten bereits unsere hominiden Urahnen. Vor etwa 5,6 Millionen Jahren trennten sich die Vorfahren der Kopflaus/Kleiderlaus in zwei Arten auf, die sich auf Schimpansen und den Menschen spezialisierten. *Pediculus schaeffi* befällt noch heute Schimpansen und *Pediculus humanus* den Menschen.

Eine 2004 publizierte Genanalyse von Kopfläusen (Reed et al., 2004) wies

Abb. 7: *Pediculus spec.*, Kopflaus des Menschen (Foto: Peter Deplazes, Felix Grimm, Institut für Parasitologie, Universität Zürich).

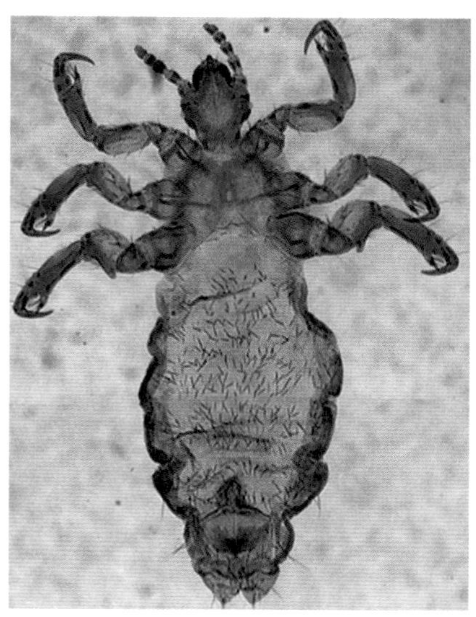

zwei Abstammungsgruppen nach, deren Entwicklung – geschätzt anhand der molekularen Uhr – seit mehr als 1,1 Millionen Jahre getrennt voneinander verläuft. Heute kommt eine Art auf allen Kontinenten vor, die andere nur in Amerika. Die Trennung der beiden Populationen fällt in etwa in die Zeitspanne, in der *Homo erectus* Afrika verliess. Es liegt nahe, dass *Homo erectus* die Vorläufer der einen Lauspopulation trug und sie an den Neandertaler weitergab. Als später *Homo sapiens* aus Afrika auswanderte, nahm er die zweite Lauspopulation mit, die sich zwischenzeitlich genetisch verändert hatte.

Bereits in den ältesten schriftlichen Dokumenten von Menschen in Mesopotamien und Ägypten wird über Läuse als Plage und deren Abwehr berichtet. In Analogie zu dem Begriff «Leitfossilien», den man für bestimmte geologische Formationen verwendet, wird die Kleiderlaus *(Pediculus humanus)* als «Leitinsekt» für die Verbreitung des Fleckfiebers bezeichnet (Winkle, 2005).

Damit kann man zum Beispiel das Auftreten des Fleckfiebers im Verlauf des Winterkriegs von 1812/13 erklären. Die napoleonische Armee überschritt die russische Grenze und gelangte in ein Gebiet, in dem Läuse endemisch verbreitet waren.[14] Die napoleonischen Soldaten erkrankten durch den Kontakt mit der einheimischen Bevölkerung sehr rasch an Fleckfieber, das in der einheimischen Bevölkerung offenbar selten beobachtet wurde. Diese infizierte sich meist bereits im Kindesalter und entwickelte, wenn sie die Erkrankung überlebte, eine lebenslang anhaltende Immunität (Weindling, 1995). Die napoleonische Armee, die in der Schlacht bei Borodino etwa 60 000 Mann im Kampf verlor, erlitt ein Mehrfaches an Verlusten durch das Fleckfieber (Herzen, 1854; Ebstein, 1902). Aus dieser Zeit liegen Berichte über teilweise apokalyptische Zustände in den Feldlazaretten vor, in denen Waschen und Wäschewechseln zur Seltenheit wurde und sich somit die Erkrankung über die Läuse epidemisch ausbreiten konnte. Heute weiss man, dass die Inkubationszeit des Fleckfiebers 10 bis 14 Tage beträgt und dass von den betroffenen Patienten damals rund 10–30 Prozent starben (Andersson und Andersson, 2000).

Beim Rückzug der napoleonischen Armee aus Russland im Dezember 1812 waren in Wilna (Vilnius, Lettland) zeitweise rund 70 000 französische Soldaten einquartiert, darunter rund 35 000 Verletzte und Kranke, von denen die Mehrzahl nicht überlebte. Viele davon starben allerdings nicht an ihren Erkrankungen oder Verletzungen, sondern erfroren bei eisigen Temperaturen von unter minus 30 Grad. Die Toten wurden in Massengräbern bestattet.[15] Aus einem dieser Gräber konnten Raoult und seine Mitarbeiter (2006) Überreste von 717 napoleonischen Soldaten untersuchen. Mit molekularbiologischen Methoden wurde es ihnen möglich, nach beinahe 200 Jahren bei vier der verstorbenen Soldaten die DNA von *R. prowazekii* (siehe S. 27–33) nachzuweisen und damit frühere Berichte zu bestätigen, dass viele Soldaten der «grande armée» an Fleckfieber erkrankt waren.

14 «Wehr hier in Pohlen Reist d'findet insgemein / Ein groben Edelmann, und Ein besudelt Schwein. / Viel stinckendt Juden Volk, Viel Ratzen / Und der Mäuse, / Die Ochsen seindt gar klein, hingegen / Grosse Läuse.» (Anonym überlieferte Verse aus Wien um 1690 [Bronsen, 2018]).

15 «Litauen: Requiem für eine europäische Armee» von Christian Schmidt-Heuer in DIE ZEIT Nr. 38 vom 9. 9. 2004.

Der Erreger des Fleckfiebers

Nachdem Nicolle die Übertragung des Fleckfiebers durch Läuse nachgewiesen hatte, begann eine Jagd auf den Erreger. Howard T. Ricketts[16] gelang 1908 der Nachweis von Erregern in Darmepithelzellen infizierter Zecken, die dort eine Erkrankung übertrugen, die dem europäischen Fleckfieber glich («Rocky Mountain spotted fever»). Kurz nachdem er diese Ergebnisse in einem «vorläufigen Bericht» (Ricketts, 1909) veröffentlicht hatte, begab er sich mit Mitarbeitern zu weiteren Untersuchungen nach Mexico-Stadt, wo gerade eine solche Epidemie ausgebrochen war. Dort konnten die Forscher nachweisen, dass die Erreger mit Läusekot ausgeschieden werden und durch Einstichstellen der Parasiten in der Haut in den Körper eindringen. Howard T. Ricketts und zwei seiner Mitarbeiter zogen sich bei diesen Arbeiten eine Infektion mit Fleckfieber zu und verstarben daran im Mai 1910.

Zu Beginn des Ersten Weltkriegs teilten nur wenige deutsche Hygieniker und Militärmediziner Nicolles Ansicht, dass Läuse als alleinige Überträger des Fleckfiebers anzusehen seien (Martini, 1938). Andere Infektionskrankheiten standen für die deutsche Militärmedizin im Vordergrund. So wurden zum Beispiel bereits bei der Musterung diejenigen Rekruten zurückgestellt, bei denen die Tuberkulinprobe positiv ausfiel oder sich röntgenologisch Hinweise auf Tuberkulose fanden. Geimpft wurden Rekruten teilweise mehrfach gegen Pocken, Typhus (intestinalis) und Cholera. Die Soldaten wurden weder gegen Fleckfieber noch gegen Tetanus geimpft, sodass allein in den ersten Monaten nach Beginn der Kampfhandlungen mehr als 1600 Todesfälle durch Wundstarrkrampf auftraten. Als einzige Therapie dagegen wurde Tetanusserum – oft erst Tage nach der Infektion – ohne entsprechenden Erfolg eingesetzt. Prominente Mediziner, unter ihnen auch Emil von Behring, kritisierten dieses Vorgehen der Militärsanität heftig. Daraufhin impfte man verwundete Soldaten ab April 1915 unmittelbar nach einer entstandenen Verletzung. Bis Kriegsende erfolgten etwa 10 Millionen Tetanusimpfungen mit durchschlagendem Erfolg, sodass ab Sommer 1915 nur noch etwa vier Soldaten pro Jahr an Wundstarrkrampf erkrankten. Der dadurch er-

16 Howard Taylor Ricketts (9. 2. 1871–3. 5. 1910), US-amerikanischer Mikrobiologe und Pathologe.

höhte Bedarf an Tetanusimpfstoff musste durch Import grosser Mengen aus den USA gedeckt werden (Osten, 2015).
Die Soldaten im Feld beurteilten die Effizienz der Militärmedizin generell wenig positiv, und es kursierte folgender Spottspruch: «Keine Krankheit ist so harmlos, als dass sie nicht durch Hinzuziehung eines oder mehrerer Militärärzte unmittelbar zum Tode führen kann» (Osten, 2015). Auch genügten Feldlazarette häufig nicht den Anforderungen, wie Abbildung 8 zeigt.
In Russland beobachtete man während «normaler» Jahre zwischen 37 000 und 90 000 Fälle von Fleckfieber. Im Jahr 1892, in dem eine Hungerkrise herrschte, verdoppelte sich die Zahl der erkrankten Menschen auf rund 184 000 (Rajchman, 1922). Die südliche und südöstliche Ukraine, Zentralrussland und das südöstliche Galizien waren schon in der zweiten Hälfte des 19. Jahrhunderts Hauptverbreitungsgebiete des Fleckfiebers in Europa. Dies war auch der Militärmedizin bekannt, wie das Lehrbuch der Militärhygiene von k. und k. Oberstabsarzt Hladík (1914) bestätigt. Auf dem serbischen Kriegsschauplatz traten zu Kriegsbeginn 1914 die ersten Fälle von Fleckfieber auf. Die serbische Armee verlor durch Fleckfieber rund 150 000 Soldaten.
Von den etwa 60 000 österreichischen Kriegsgefangenen in serbischen Lagern fiel die Hälfte der Seuche zum Opfer (Köhler, 1892; Lochbihler, 1917; Rajchman, 1922). Eine Epidemie solchen Ausmasses hatte sich in Europa seit den Napoleonischen Kriegen nicht mehr ereignet (Weidner, 1982). An der Front im Westen trat vorerst kein Fleckfieber auf. Als nach dem Sieg über die russische Narew-Armee bei Tannenberg am 30. August 1914 und der Njemen-Armee bei Insterburg am 11. September 1914 grosse Transporte russischer Kriegsgefangener Deutschland erreichten, kam mit ihnen auch das Fleckfieber; im Dezember 1914 brach in einem Lager für Kriegsgefangene bei Cottbus eine Fleckfieberepidemie aus.
Erst jetzt reagierten die deutschen Zivil- und Militärbehörden und kommandierten Stanislaus von Prowazek[17] (siehe Abbildung 9) zur Unter-

17 Stanislaus (von) Prowazek, auch Stanislaus Prowazek, Edler von Lanow (12. 11. 1875–17. 2. 1915), Cottbus, tschechisch-österreichischer Zoologe und Bakteriologe. Prowazek hatte eine vorzügliche Ausbildung. Seit seiner Promotion (1899) bei Berthold Hatschek (1854–1941) in Wien hatte er bei Paul Ehrlich in Frankfurt a. M., bei Richard Hertwig in München und bei Fritz Schaudinn in der Meeresstation Rovigno (Istrien) sowie am Reichsgesundheitsamt in Berlin

Abb. 8: Transport von an Fleckfieber erkrankten Soldaten in ein serbisches Lazarett, 1914.

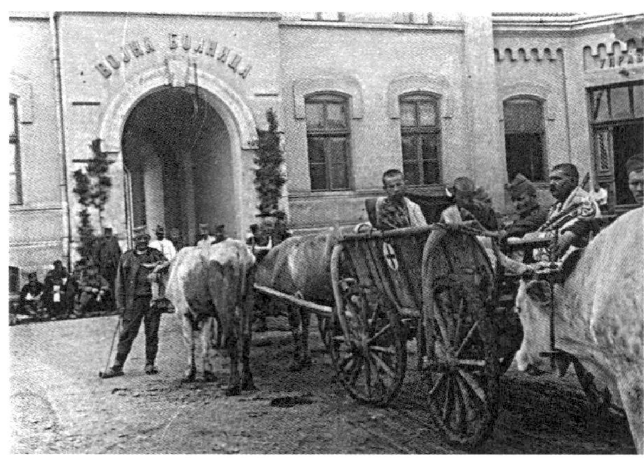

suchung des Ausbruchs in das Lager. Er war einer der bekanntesten Mikrobiologen seiner Zeit, Leiter der Abteilung für Protozoenforschung am Hamburger Institut für Tropenmedizin[18] und bekannt durch seine erfolgreichen Forschungen über das Trachom (Chlamydia trachomatis; Pospischil, 2009) und Pocken. Gemeinsam mit seinem Mitarbeiter Henrique da Rocha Lima[19] (siehe Abbildung 10) begab er sich nach Cottbus. Von Prowazek und da Rocha Lima kannten die Arbeiten und das Schick-

gearbeitet. Er nahm 1907 auch an der zweiten Lues-Expedition des Breslauer Dermatologen Albert Neisser (1855–1916) nach Java teil und entdeckte dort gemeinsam mit Ludwig Halberstädter (1877–1949), einem Assistenten Neissers, den Erreger des Trachoms (Chlamydia trachomatis), den er als «Halberstädter-Prowazek-Einschlusskörperchen» beschrieb.

18 1893 wurde der Marinearzt Bernhard Nocht in das neu geschaffene Amt des Hafenarztes eingeführt. Entgegen den Plänen des Bakteriologen Robert Koch setzte Nocht 1899 Hamburg als Standort für ein Institut zur Erforschung der Tropenkrankheiten durch. Am 1. 10. 1900 nahm das neue Institut für Schiffs- und Tropenkrankheiten mit 24 Mitarbeitern im ehemaligen Verwaltungsgebäude des Seemannskrankenhauses an den Hamburger Landungsbrücken seine Arbeit auf.

19 Henrique da Rocha Lima (24. 11. 1879–26. 4. 1956), brasilianischer Mediziner und Pathologe. Er reiste vielfach zwischen Brasilien und Deutschland hin und her und vertiefte seine Ausbildung an den Instituten für Pathologie der Universitäten München und Jena. Am Tropeninstitut in Hamburg verblieb er bis 1927. 1928 kehrte er nach Brasilien zurück, um 1937 noch einmal nach Deutschland zu reisen, um den Verdienstorden vom Deutschen Adler aus der Hand von Adolf Hitler entgegenzunehmen. Diese Auszeichnung für Ausländer erhielten zum

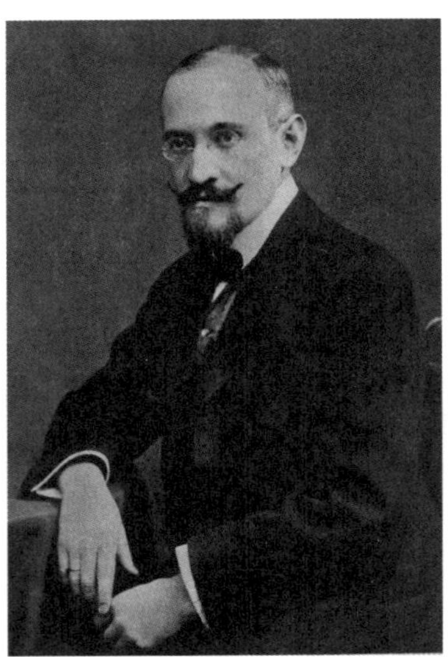

Abb. 9: Stanislaus von Prowazek.

sal von Ricketts und schützten sich bei Kontakt mit Patienten in Kenntnis der Infektionsgefahr durch das Tragen von langen, dichten Mänteln, Gummihandschuhen und Stiefeln. Ihre Kleidung wurde regelmässig mit Kreosot (Teeröl) desinfiziert. Trotz dieser Schutzmassnahmen zogen sich beide eine Infektion mit Fleckfieber zu und erkrankten daran. Von Prowazek verstarb am 15. Februar 1915, da Rocha Lima genas (Falcao, 1966; Sackmann, 1980).

Nach dem Tod von Prowazeks vollendete da Rocha Lima die begonnenen Arbeiten und bestätigte die Ergebnisse Ricketts, dass die Erreger durch den Kot der befallenen Läuse und nicht durch Bisse der Insekten übertragen werden. Bei der Untersuchung von Läusen, die er von Fleckfieberpatienten sammelte, fand er im Darm mikroskopisch kleine, ellipsoide bis stäbchenförmige Gebilde (0,3 zu 0,3–2 µm; siehe Abbildung 11). Den damit nachgewiesenen Erreger benannte er *Rickettsia prowazekii,* in Erinnerung an die daran verstorbenen Forscher Ricketts und von Prowazek.

Beispiel auch Henry Ford, Charles Lindbergh und Sven Hedin (Filho und Avelleira, 2015).

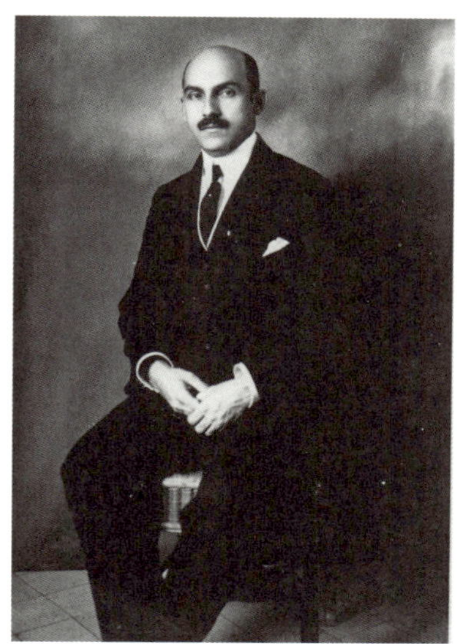
Abb. 10: Henrique da Rocha Lima.

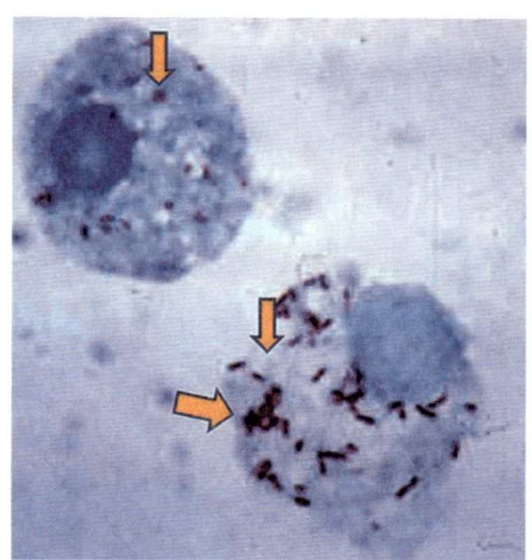
Abb. 11: Immunhistologische Darstellung von *Rickettsia prowazekii* im Inneren von Zellen (Pfeile).

Seit der ersten Beschreibung von Rickettsien durch Ricketts und da Rocha Lima sind eine Reihe verwandter Erreger isoliert worden, die beim Menschen ähnliche Erkrankungen hervorrufen. Sie werden heute nach der durch sie verursachten Erkrankung und den sie übertragenden Insekten in drei Gruppen eingeteilt. In die Gruppe der «Zeckenstichfieber» gehören Erkrankungen wie das Rocky-Mountains-Fleckfieber *(Rocky Mountains spotted fever),* die Rickettsien-Pocken, das Boutonneuse-Fieber, das Afrikanische Zeckenbissfieber *(African tick bite fever),* das Flohfleckfieber *(cat flea typhus),* das Nordasiatische oder Sibirische

Zeckenbissfieber, das Australische Zeckenbissfieber und das Japanische Fleckfieber. Zur Gruppe des «klassischen Fleckfiebers» gehören das klassische Fleckfieber (*Typhus exanthemicus*) und das murine Fleckfieber (endemischer Typhus). In derjenigen des Tsutsugamushi-Typhus (*scrub typhus*) findet sich nur diese Erkrankung (Yu und Walker, 2015; Einzelheiten siehe S. 116–117).

Allen Rickettsien gemeinsam sind folgende Charakteristika: Es handelt sich um gramnegative, hochgradig vielgestaltige (polymorphe, pleomorphe) Bakterien, die keine Sporen bilden. Häufig treten sie in Form runder (Kokken) bis ovaler Bakterien mit einem Durchmesser von 0,1 μm auf, können aber auch in Stäbchen- (1–4 μm lang) oder Fadenform (10μm lang) auftreten. Da sie im Gegensatz zu anderen Bakterien bei der Vermehrung auf eukaryotische Wirtszellen angewiesen sind, bezeichnet man sie als obligatorisch intrazelluläre Bakterien. Weitere Bakterien mit dieser besonderen Art der Vermehrung sind Chlamydien, Ureaplasmen, Mycoplasmen, Coxiellen und bestimmte Mycobakterien. Diesen Bakterien gelang es im Laufe ihrer Evolution, sich dem Immunsystem des Wirtsorganismus zu entziehen. Sie haben dadurch eine besondere ökologische Nische gefunden. Da sie deshalb nicht auf Agarplatten wachsen, ist ein Nachweis dieser Bakterien aufwendig und schwierig. Bei einer heute möglichen antibiotischen Therapie ist man auf besondere Antibiotika wie Tetrazykline angewiesen, da die meisten anderen Antibiotika im Allgemeinen nicht in der Lage sind, in Zellen einzudringen.

Die intrazelluläre Vermehrung hat die Forscher – wie bei den Chlamydien – lange dazu bewogen, sie fälschlicherweise als «grosse» Viren zu bezeichnen. Erst mittels zellbiologischer und molekularbiologischer Methoden konnten sie eindeutig als Bakterien identifiziert werden (siehe S. 117) (Parola et al., 2005; Dobler und Wölfel, 2009).

Die Diagnose einer Infektion mit *Rickettsia prowazekii* vor dem Auftreten der Veränderungen der Haut wurde im Jahr 1916 möglich. Mitten im Ersten Weltkrieg entwickelte Edmund Weil[20] gemeinsam mit Arthur

20 Edmund Weil (16. 4. 1879–15. 6. 1922), österreichischer Bakteriologe. Er studierte in Prag und war als Serologe tätig. Zu Beginn des Jahres 1922 hielt er sich in Weigls Labor in Lemberg auf, um mit den Erregern des Fleckfiebers zu experimentieren. Dabei zog er sich eine Laborinfektion zu, an welcher er in der Folge verstarb.

Felix[21] einen serologischen Test zum Nachweis einer Infektion mit *Rickettsia prowazekii* im Blutserum Erkrankter, die als «Weil-Felix-Reaktion» bekannt wurde (Weil und Felix, 1916). Die beiden versierten Serologen fanden heraus, dass es bei der Zugabe eines weiteren Bakteriums (*Proteus vulgaris* Stamm OX-19), das aus dem Harn von Fleckfieberpatienten isoliert worden war, zum Blutserum eines Fleckfieberpatienten zu einem typischen Niederschlag von Eiweiss (Agglutination) kommt. Erst später konnte die Grundlage dieser Reaktion geklärt werden. *Proteus vulgaris* OX-19 und *Rickettsia prowazekii* tragen auf ihrer Oberfläche nahe verwandte Antigene, die von Antikörpern im Serum eines mit *Rickettsia prowazekii* infizierten Patienten erkannt werden und die Agglutination auslösen. Im Jahr 1934 wies Maximiliano Ruiz Castaneda (1898–1992) nach, dass es sich bei dem Antigen um ein beiden Bakterien gemeinsames Polysaccharid-Antigen handelt (Castaneda, 1934).

Therapie und Bekämpfung des Fleckfiebers

Eine gezielte Therapie des Fleckfiebers beschränkte sich bis zur Entwicklung und dem Einsatz wirksamer Antibiotika ab der zweiten Hälfte des 20. Jahrhunderts einerseits auf die Linderung klinischer Symptome und andererseits auf die Hoffnung der Wirksamkeit körpereigener Abwehrkräfte. In einer Population von Menschen, die unter stabilen Umweltbedingungen lebt, stellt sich ein Gleichgewicht zwischen der Anwesenheit und der Vermehrung der von Läusen auf einen Patienten übertragenen *Rickettsia prowazekii* und dem Überleben des Patienten ein. Dies geschieht durch die Aktivierung des eigenen Immunsystems, konkret durch die Bildung von Antikörpern, die danach einen beinahe lebenslangen Schutz vor der Erkrankung bieten. Dieses Gleichgewicht kann in Notzeiten gestört werden, wenn zum Beispiel im Krieg das Immunsystem von Menschen durch schlechte Lebensbedingungen geschwächt ist. Tauchen in einer bisher stabilen menschlichen Population plötzlich andere Menschen auf, die bisher keinen Kontakt mit Ri-

21 Arthur Felix (3. 4. 1887–17. 1. 1956), tschechischer Bakteriologe, der in Bielsko, Wien, Prag und London arbeitete. 1921 bis 1952 war er in Jerusalem für die Hadassah Medical Organization tätig.

ckettsien hatten, finden die Erreger über die Läuse neue menschliche Opfer, in denen sie sich plötzlich stark vermehren können. In dieser Situation tragen die die Erreger übertragenden Läuse plötzlich auch grössere Mengen an Erregern. Gelangt eine höhere Zahl von Rickettsien so in bisher immune Menschen, können diese an Fleckfieber erkranken. Die Erreger nutzen die Chance des zu ihren Gunsten veränderten Gleichgewichts.

Als an den Schauplätzen des Ersten Weltkriegs im Osten Europas, insbesondere in Galizien, regelmässig Epidemien von Fleckfieber auftraten, die zu grossen Verlusten unter deutschen und österreichischen Soldaten führten, blieb das einzige Mittel zur Verhütung die Bekämpfung der Überträger durch regelmässige Entlausung. In Ruhestunden wurde den Soldaten das Absuchen nach Läusen befohlen (Weidner, 1982), wie zum Beispiel auf Feldpostkarten zu sehen ist. Das bereits seit 1860 bekannte Insektenvertilgungsmittel «Zacherlin» (Roth und Vaupel, 2017; siehe Abbildung 12)[22] setzte sich beim Militär nicht durch, obwohl es gegen Insekten und nachweislich auch gegen Läuse wirksam war. Als Wirkstoff enthielt es Pyrethrum, ein aus Chrysanthemen hergestelltes Produkt.

Andere erfolglose Entlausungsversuche des Militärs mit verschiedensten chemischen Präparaten wurden zugunsten mobiler und stationärer Entlausungseinrichtungen aufgegeben. Die Uniformen und Kleider behandelte man anfangs mit heissem Dampf, was Gürteln, Schuhen und Ähnlichem aus Leder nicht zuträglich war. Den Soldaten wurde befohlen, ihre Körper und Haare gründlich mit Schmierseife zu waschen. Auch verwendete man zur Reinigung des Körpers eine Mischung aus Naphthalin, Kreosot (Teeröl) und Jodoform. Später wurde auf Empfehlung von Fritz Haber (siehe Abbildung 13)[23] zur Entlausung von Kleidern

22 Erfinder des Präparats war Johann Zacherl (1814–30. 6. 1888). Er gründete 1842 eine Handelsfirma, die von Wien bis Tiflis tätig war. Dort lernte er die insektizide Wirksamkeit von Chrysanthemen mit dem Wirkstoff Pyrethrum kennen. Diesen vermarktete er in Europa und in Übersee sehr erfolgreich und baute dazu eine grosse Fabrik («Zacherlfabrik») in Wien.

23 Fritz Haber (9. 12. 1868–29. 1. 1934), deutscher Chemiker und Nobelpreisträger für Chemie, Gründungsdirektor des Kaiser-Wilhelm-Instituts für Physikalische Chemie und Elektrochemie in Berlin. Im Jahr 1919 wurde er mit dem Nobelpreis für Chemie des Jahres 1918 «für die katalytische Synthese von Ammoniak aus

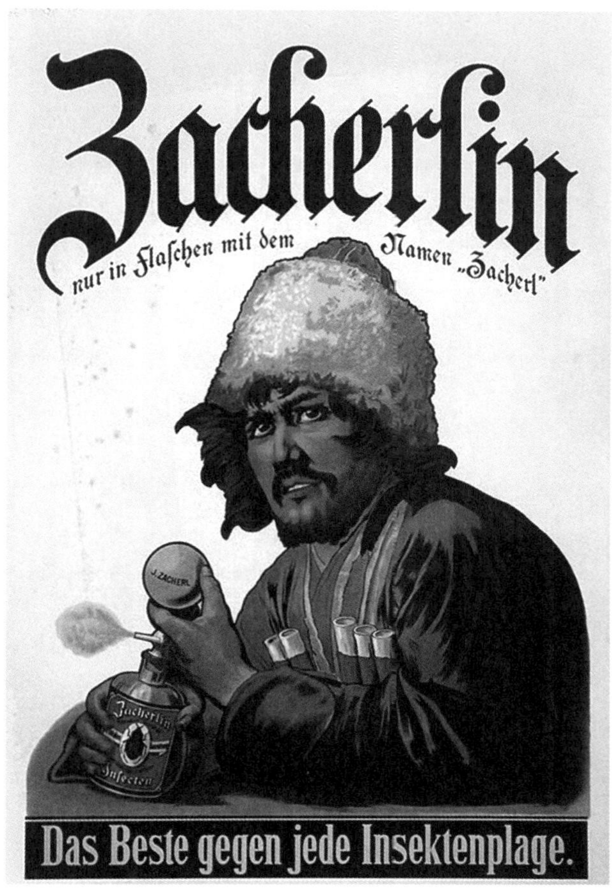

Abb. 12: Werbung für Zacherlin zwischen 1900 und 1910.

Blausäuregas eingeführt (Hase, 1916; 1934). Damit konnte während des Ersten Weltkrieges die weitere Übertragung des Fleckfiebers unter den Soldaten stark reduziert werden.

dessen Elementen Stickstoff und Wasserstoff» ausgezeichnet. Ammoniak dient zusammen mit Salpetersäure zur Herstellung von Düngemitteln und Sprengstoff. Habers Versuche mit Phosgen und Chlorgas kurz nach dem Beginn des Ersten Weltkriegs machten ihn zum «Vater des Gaskriegs». 1933 emigrierte Fritz Haber nach England.

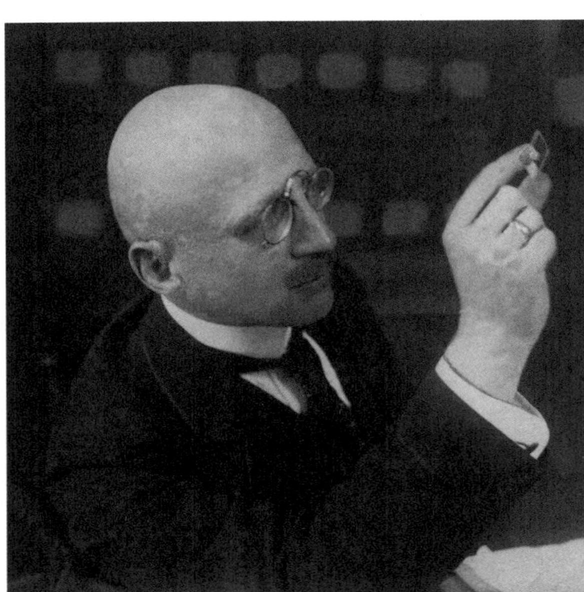

Abb. 13: Fritz Haber.

Für einen Heimaturlaub mussten die Soldaten einen Entlausungsschein vorweisen, den sie nach einer fachmännischen Entlausung in einer Entlausungsanstalt der Etappe erhielten (siehe Abbildung 14). Dieses Vorgehen sollte einem Verschleppen von Fleckfieber in die Heimat vorbeugen. Auch in Gefangenenlagern sollte eine konsequente und regelmässige Entlausung als Massnahme zur Prophylaxe die Regel sein. Dort, wo diese Massnahmen unterblieben, traten Fälle von Fleckfieber auf. Als internationale Beobachter im Frühjahr 1916 in einem Gefangenenlager bei Wittenberg eine Fleckfieberepidemie bei britischen Kriegsgefangenen entdeckten, die bereits seit November 1915 andauerte, berichteten grosse amerikanische Tageszeitungen wie «The New York Times» am 28. April 1916 über die menschenunwürdige Behandlung der Kriegsgefangenen durch die deutschen Behörden, was von diesen jedoch dementiert wurde (Osten, 2015).
Letztlich auch zum Schutz des eigenen Militärs wurde die Zivilbevölkerung in den besetzten Gebieten Polens von den deutschen Sanitätsbehörden zur Entlausung gezwungen. Zwischen Juli und Oktober 1916 entlauste man im Rahmen dieser Aktionen rund 3,25 Millionen Menschen. Nach dem Ende der Kampfhandlungen beendete man die sys-

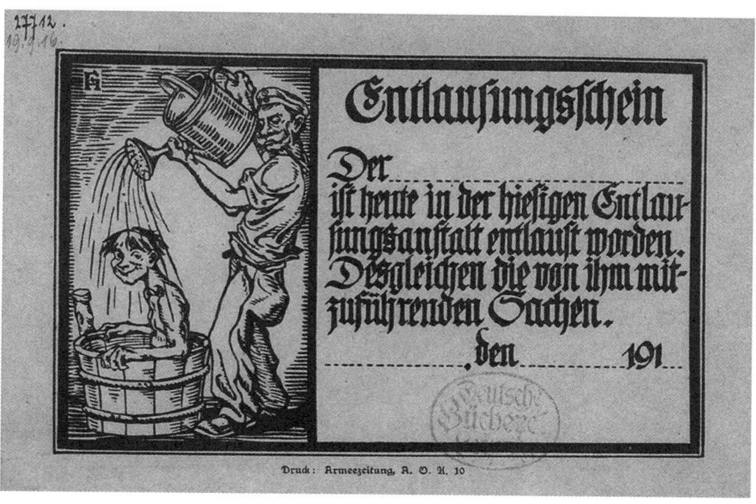

Entlausungsschein

Der ....

ist heute in der hiesigen Entlausungsanstalt entlaust worden. Desgleichen die von ihm mitzuführenden Sachen.

........................, den .... 191...

Druck: Armeezeitung, A. O. K. 10

Abb. 14: Entlausungsschein.

tematische Entlausung nach und nach und beschränkte sich aufgrund des Mangels an Seife und Desinfektionsmitteln auf minimale Massnahmen wie das Rasieren der Haare. Das Fleckfieber flammte unter der Zivilbevölkerung in den betroffenen Gebieten wieder auf.

Mit dem Rückzug der russischen Armee nach ihrer Niederlage im Jahr 1916 folgten Zwangsevakuierungen der Zivilbevölkerung aus den ehemals russischen Gebieten in die zentralen und südlichen Gebiete Russlands. In der Folge stieg die Zahl der Fleckfiebererkrankungen auf beinahe 150 000 Fälle an. Die Morbidität der Infektion stieg von 0,13/1000 auf 2,33/1000 Personen an (Patterson, 1993). Durch den Zusammenbruch der öffentlichen Verwaltung im Verlauf der russischen Revolution liegen für die Jahre 1917 und 1918 keine verlässlichen Angaben zur Zahl der Erkrankungen vor. Die für die nachfolgenden Jahre vorliegenden offiziellen Meldungen sind bedingt durch das sich erst langsam entwickelnde öffentliche Gesundheitssystem als Mindestangaben zu verstehen. Die sowjetischen Behörden meldeten im Jahr 1919 2,2 Millionen Erkrankungen und für 1920 bereits 3,2 Millionen Fälle. Fügt man die Zahlen aus der Ukraine, aus Turkestan und Sibirien dazu, ergibt sich eine Gesamtzahl der an Fleckfieber Erkrankten von etwa 6 Millionen,

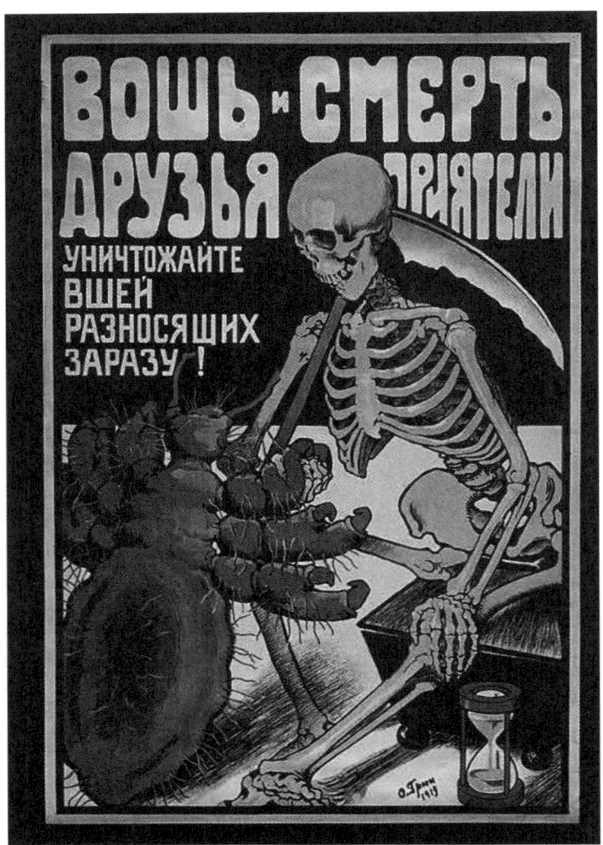

Abb. 15: Sowjetrussisches Plakat mit einer Warnung vor Fleckfieber (1920): Sinngemässe Übersetzung des Textes: «Laus und Tod sind Freunde und Helfer. Vernichtet die Läuse, die die ansteckende Seuche verbreiten!»

was rund 7 Prozent der Bevölkerung entsprach. Bei diesen Angaben handelt es sich wahrscheinlich um Mindestzahlen. Das wahre Ausmass der Epidemie war wesentlich dramatischer (Rajchman, 1922; Patterson, 1993). In einem Bericht für den Völkerbund schätzt Tarassewitsch (1922), dass sich zwischen 1918 und 1922 im europäischen Teil Russlands 30 Millionen Fälle von Fleckfieber ereigneten, von denen etwa 3 Millionen tödlich verliefen. Ausgehend von diesen Zahlen kann man schätzen, dass etwa 20–25 Prozent der Bevölkerung erkrankt waren (Rajchman,

1922; Patterson, 1993). Von Lenin zitiert Semashko[24] (1949) eine zeitgenössische Aussage: «Entweder wird die Laus den Sozialismus oder der Sozialismus die Laus besiegen» (siehe Abbildung 15).

Zwischen dem Ersten und dem Zweiten Weltkrieg brach Fleckfieber im Osten Europas regelmässig aus. Die Bekämpfung konzentrierte sich seit den Erfahrungen aus dem Ersten Weltkrieg auf die Vernichtung der Läuse. Neben Pyrethrin[25] erwies sich ein weiteres Schädlingsbekämpfungsmittel, 1922 durch Fritz Haber bei der deutschen Firma Degesch (Deutsche Gesellschaft für Schädlingsbekämpfung) entwickelt, als äusserst wirksam gegen Läuse. Das Präparat, das gasförmig angewandt wurde, wurde auf der Basis von Blausäure entwickelt und unter den Namen Zyklon, Cartox, T-Gas oder Tritox vermarktet. Die Werbung wies darauf hin, dass dieses Produkt für alle Zwecke der gasförmigen Schädlingsbekämpfung in Bekleidung, in Häusern, Schiffen und für Pflanzen geeignet sei (siehe Abbildung 16). Zwischen 1942 und 1944 wurde es unter der Bezeichnung «Zyklon B» im KZ Auschwitz-Birkenau und anderen Konzentrationslagern zum industriell organisierten Massenmord von Lagerinsassen verwendet. Daneben setzte man es dort auch

24 Nikolai Aleksandrovich Semashko (20. 9. 1874–18. 5. 1949), russischer Politiker und 1918–1930 erster Volkskommissar für öffentliche Gesundheit. Er schuf die organisatorischen Grundlagen für die sowjetische Gesundheitspolitik. Semashko studierte Medizin in Kasan, wurde 1905 inhaftiert und floh nach Genf, wo er Lenin zum ersten Mal traf und zu diesem eine langjährige, gute Beziehung entwickelte.

25 Der Erfolg des Naturstoffes Pyrethrum aus Geranien zur Schädlingsbekämpfung brachte Chemiker auf die Idee, diesen Stoff synthetisch herzustellen. Paul Immerwahr (1866–1926), ein ausgebildeter Chemiker und Jurist, wandte sich dazu aus wissenschaftlichen und kommerziellen (patentrechtlichen) Gründen um 1909 an Fritz Haber, der mit Pauls Schwester Clara Immerwahr (1870–1915), ebenfalls einer ausgebildeten Chemikerin, verheiratet war. Er fragte ihn nach für dieses Vorhaben geeigneten Forschern. Haber, damals Professor für Physikalische und Elektrochemie an der TH Karlsruhe, verwies ihn an Hermann Staudinger (1881–1965, Nobelpreis für Chemie 1953), der sich mit Paul Immerwahr auf ein durch diesen finanziertes Forschungsprojekt einigte. Staudinger konnte so seinen gerade frisch promovierten, aus Kroatien stammenden Mitarbeiter Leopold Ruzicka (1887–1976; Nobelpreis für Chemie 1939) für dieses Projekt anstellen. Auf das Wintersemester 1912 wurde Staudinger als Professor für Chemie an die ETH Zürich gewählt. Ruzicka folgte Staudinger nach Zürich und übernahm die Laborarbeit zur 1916 erfolgreich abgeschlossenen Synthese des Pyrethrins. Eine Patentierung des Verfahrens erfolgte 1923 (Roth und Vaupel, 2017).

Ratten und Pestflöhe
Lagerschädlinge
Kornkäfer
Hausungeziefer
Wanzen und Schaben
Wanzen
Für alle Zwecke
der Schädlingsbekämpfung in Gebäuden, geschlossenen Räumen und Gaskammern werden unsere *hochwirksamen Gasverfahren* bevorzugt:
Zyklon, Cartox, T-Gas und Tritox
Degesch
Materialschädlinge
Wanzen und Kleidermotten
DEUTSCHE GESELLSCHAFT FÜR SCHÄDLINGSBEKÄMPFUNG.M.B.H. FRANKFURT A. M

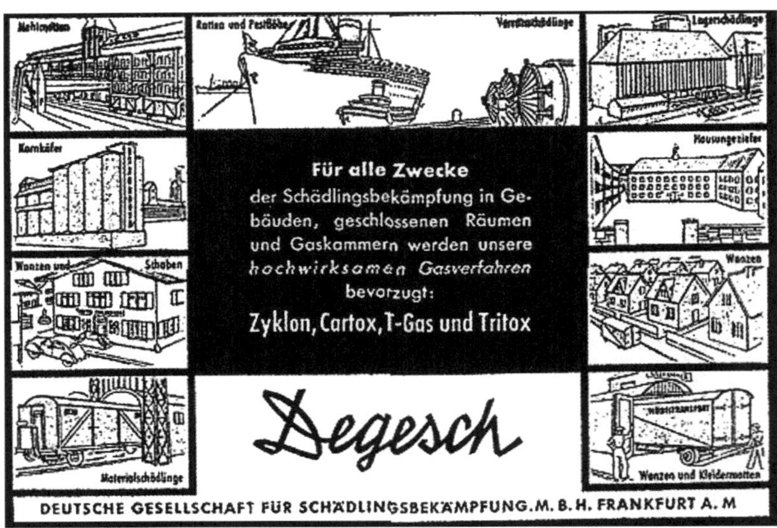

Abb. 16: Werbung für Zyklon der Firma Degesch als Mittel zur Schädlingsbekämpfung.

in grossem Stil zur Bekämpfung von Parasiten (zum Beispiel Läuse und Wanzen) in Bekleidung der Lagerinsassen und des Wachpersonals ein. Die Geschäftsberichte der Degesch weisen für den Zeitraum von 1938 bis 1943 jährliche Produktionsmengen zwischen 160 und 411 Tonnen aus.

Trotz der erfolgreichen Unterbrechung der Übertragung des Fleckfiebers durch die Ausschaltung der Vektoren (Läuse) wurde weiter an der Entwicklung von Vakzinen gearbeitet. Erste Versuche zur Entwicklung einer Fleckfiebervakzine unternahm Ossip Mochutkovskii (1845–1903) in Odessa im Jahr 1876, indem er sich in einem Selbstversuch mit dem Blut eines an Fleckfieber erkrankten Patienten infizierte, erkrankte und genas. Damit konnte er die Übertragbarkeit des Erregers zeigen, gleichzeitig versuchte er das Blutserum nach der Infektion zur passiven Immunisierung zu verwenden (Weindling, 1995). Im Jahr 1917 wurde Richard Otto (1872–1952), der als Stabsarzt der Reserve im Institut für Infektionskrankheiten in Berlin tätig war, zum «Typhus-Kommissar» ernannt und erhielt den Auftrag, eine Fleckfiebervakzine herzustellen.

Auch er wählte den Weg über Blutserum von Patienten, die die Infektion überlebt hatten. Diese Vakzine war nur eingeschränkt wirksam. Bis Ende des Zweiten Weltkriegs erfolgten nicht weniger als 31 weitere Versuche zur Herstellung von verschiedenen Impfstoffen für Fleckfieber (siehe S. 65; Weindling, 1995). Aktuell, im 21. Jahrhundert, steht kein Impfstoff zur Verfügung (Dobler und Wölfel, 2009).

Akt 2: Lemberg im Ersten Weltkrieg

Der Krieg begann am 28. Juli 1914 mit der Kriegserklärung Österreichs an Serbien, am 1. August erfolgte die Kriegserklärung Russlands an Österreich. Joseph Roth erinnert in «Lemberg, die Stadt»[26] an die Kriegszeit: «In diese Stadt bin ich zweimal gewissermassen als ein Sieger eingezogen, und das war nicht ganz ungefährlich. Lange Zeit war sie eine Etappe, Sitz eines österreichischen Armeekommandos, einer deutschen Feldzeitung, vieler Militärämter, einer k. und k. Personalsammelstelle, einer ‹Offiziersmenage›. Es gab eine Militärpolizei, eine ‹Kundschafter- und Nachrichtenstelle›, ein österreichisches und ein deutsches Bahnhofskommando, Krankenhäuser, Epidemien und Kriegsberichterstatter. Hier hauste der Krieg, hier hausten seine Begleiterscheinungen, die schlimmer, weil sie dauerhafter waren.»
Lemberg bildete gemeinsam mit der Festung Przemyśl einen Eckpfeiler des k. und k. Verteidigungsdispositiva gegen einen russischen Angriff. Ab dem 26. August 1914 begannen mit der Schlacht um Galizien und Lemberg die entscheidenden Kämpfe zwischen dem Russischen Reich und Österreich-Ungarn. Sie endeten vorerst am 3. September 1914 mit der Räumung von Lemberg durch die k. und k. Armee. Im Vorfeld der Schlacht wurde über eine umfangreiche Spionagetätigkeit ukrainischer Nationalisten zugunsten der russischen Armee berichtet, die der russischen Heeresleitung die Stellung und Kräfteverteilung der österreichischen Einheiten meldeten.[27] Es ist anzunehmen, dass auch die Spionagetätigkeit des in Lemberg geborenen Oberst Alfred Redl (1864–1913)[28] Russland viele militärische Informationen offenbart

26 Joseph Roth, Werke. Hg. v. H. Kesten, Kiepenheuer & Witsch, 1956, Bd. 4, 837.

27 Neue Zürcher Zeitung, 10. 9. 1914, S. a3; 22. 9. 1914, S. c1.

28 Als der k. und k. Generalstab die Hintergründe von Redls Suizid am 25. Mai 1913 in Prag vertuschen wollte, veröffentlichte sie Egon Erwin Kisch (1885–1948) am 28. Mai 1913 in Form eines fingierten «Dementis» in der Tageszeitung «Bohemia»: «Von hoher Stelle werden wir um Widerlegung der speziell in Militärkreisen aufgetauchten Gerüchte ersucht, dass der Generalstabschef des Prager Korps, Oberst Alfred Redl, der vorgestern in Wien Selbstmord verübte, einen Verrat militärischer Geheimnisse begangen und für Russland Spionage getrieben habe.» Die Folgen: Der Prager Lokalreporter wurde berühmt, und die sich

hat.[29] In einer zweiten Phase der Kämpfe vom 6. bis 11. September 1914 unternahmen österreichisch-ungarische Truppen erfolglose Versuche zur Rückeroberung der verlorenen Gebiete. Nach einem verlustreichen Kampf der k. und k. Armee in der Schlacht von Rawa-Ruska musste ein grosser Teil Galiziens aufgegeben werden. Danach erfolgte ab dem 11. September der Rückzug der k. und k. Armee bis nach Krakau und in die Karpaten. Dabei gerieten ganze österreichische Verbände in Gefangenschaft (rund 130 000 Soldaten), zahlreiche slawische Soldaten liefen von der k. und k. Armee freiwillig zu den Russen über. Die Zahl österreichischer Verluste betrug rund 190 000 Mann. In der Folge wurden weitere junge Männer zum Militärdienst einberufen.[30]

Die internationale Presse berichtet aus dem k. und k. Kriegspressequartier beschönigend über die Reaktion der Bevölkerung auf die Räumung Lembergs: «In der Bevölkerung wird einem militärischen unvermeidlichen Nebenereignis, wie es die Räumung der galizischen Landeshauptstadt Lemberg ist, eine viel zu grosse Bedeutung beigemessen. Die nationalpolnische Bewegung, von der früher viel die Rede war, die aber erst nach einem entscheidendem Sieg unserer Sache in Erscheinung treten dürfte, ist gewiss einer entsprechenden Beachtung wert, aber militärisch war es nach dem Gang der Ereignisse geboten, die nur in flüchtigen Feldbefestigungen geschützte Grossstadt zu räumen, da es sich doch nur um eine vorübergehende Räumung handeln kann [...]. Nach der freiwilligen Räumung ist aber zu hoffen, dass die russische Armee nicht nur die schönen Gebäude der Landeshauptstadt, sondern auch die etwa 200 000 Menschen, die in ihr zurückgeblieben sind, glimpflich behandelt (dies ist bekanntlich denn auch geschehen; die Russen haben Lemberg vollständig geschont. Die Red.). Für die betroffene Bevölkerung ist es überaus schwer zu ertragen, dass der Krieg vorläufig zum Teil

auf den Skandal stürzende übrige Presse zerrte immer neue Details aus dem Leben des homosexuellen, spielsüchtigen Spions ans Licht.

29 Neue Zürcher Zeitung, 6. 6. 1913, S. f2.

30 Neue Zürcher Zeitung, 13. 9. 1914, S. a3: «Wien 13. Sept. In der nächsten Zeit sollen die 1894 geborenen, dann die 1893 geborenen Landsturmpflichtigen, letztere soweit sie weder assentiert noch waffenunfähig befunden werden, zur Landsturmmusterung herangezogen werden. Bei dieser Musterung geeignet Befundene werden sodann in einem nicht allzu fernen Zeitpunkt zum Waffendienst einberufen.»

auf eigenem Gebiet geführt werden muss; aber jedes Opfer an Gut und Blut wird mit dem Siege der gerechten Sache tausendfache Früchte tragen […]. Die wohltätige Kampfpause wurde dazu benützt, um die Toten zu beerdigen und die Verwundeten, deren Pflege durch die in grosser Zahl aufgebotenen Zivil- und Militärärzte raschestens erfolgt, in den sicheren Raum der Feldspitäler zu bringen […].»[31]
Die Festung Przemyśl wurde am 16. September 1914 von der russischen Armee eingeschlossen und kapitulierte am 22. März 1915 nach 133 Tagen Belagerung. Während der Belagerung erfolgte eine teilweise Versorgung der Festung durch Flugzeuge. Gegen Ende der Belagerung wurden zur Versorgung der Truppen Pferde geschlachtet. Vor der Übergabe an die Russen verbrannte man alle vorhandenen Geldscheine und Postwertzeichen. Przemyśl blieb die einzige österreichische Festung des Weltkrieges, die trotz vollkommener Einschliessung und Belagerung nicht durch Beschuss und Sturm erobert werden konnte. Die Festung wurde am 3. und 4. Juni 1915 zurückerobert. Dazu und für die gesamte Offensive in Galizien hatten die Mittelmächte, das Deutsche Kaiserreich und die K.-und-k.-Monarchie, ihre militärischen Kräfte vereinigt und erzielten ab Mai 1915 Erfolge gegen die russische Armee.[32] Eine schwere Niederlage der russischen 3. Armee war die Folge. Am 22. Juni 1915 war Lemberg zurückerobert und bis zum Ende des Sommers 1915 ganz Russisch-Polen von den Armeen der Mittelmächte besetzt. «Beim Abzug des russischen Militärs aus der Stadt wurden alle drei Vizebürgermeister sowie Dutzende angesehener Bürger von den Russen vorläufig als Geiseln mitgenommen […]. In Befürchtung eines Pogroms verbrachten die Juden die Nacht […] in grösster Angst wachend, und beim Abzug der russischen Nachhuten blieben die Strassen ausgestorben […].»[33] Am nächsten Tag hielten der österreichische Armeekommandant Eduard Freiherr von Böhm-Ermolli (1856–1941, siehe Abbildung 17) und der deutsche Generaloberst August von Mackensen[34] bei einer öffentlichen Siegesfeier Ansprachen.

31 Neue Zürcher Zeitung, 18. 9. 1914, S. c1.
32 Neue Zürcher Zeitung, 9. 6. 1915, S. b1.
33 Neue Zürcher Zeitung, 28. 6. 1915, S. a1.
34 Anton Ludwig Friedrich August Mackensen, ab 1899 von Mackensen (6. 12. 1849–8. 11. 1945), preussischer Generalfeldmarschall. Aus bürgerlichen Verhältnissen stammend, stieg er als Offizier bis zum Adjutanten des Kaisers Wil-

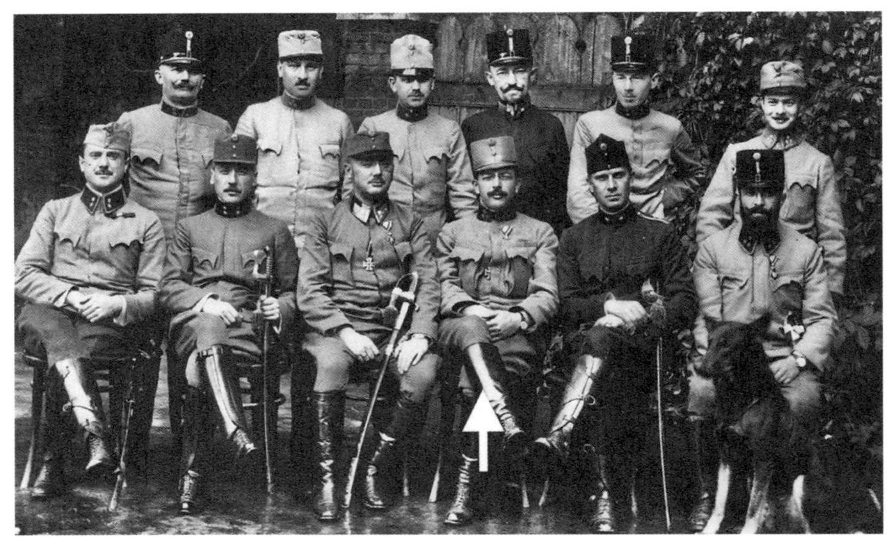

Abb. 17: Generaloberst Eduard von Böhm-Ermolli (Pfeil) mit seinem Stab um 1915.

Beim Einmarsch der vereinigten deutschen und österreichischen Truppen in Lemberg flatterten von den Häusern die Fahnen der Verbündeten. In den Fenstern wurden Bilder von Kaiser Wilhelm II. und Kaiser Franz Joseph I. gezeigt. Vor dem Landtagsgebäude (heutige Universität) wurden die Truppen vom römisch-katholischen und vom armenischen Erzbischof und vom ruthenischen Metropoliten sowie von einer Delegation der jüdischen Gemeinden von Przemyśl und Lemberg begrüsst.[35] Bereits am 28. Juni 1915 besuchte der bayerische König Ludwig III. das eroberte Lemberg. In einem plakatierten Aufruf wurde die Bevölkerung wie folgt vorbereitet: «Seine königliche Majestät König von Bayern besucht am 28. Juni 1915 um 18 Uhr Lemberg – Beschreibung der Route des Königs mit Strassenangaben bis zum Hotel George – Bitte an die Einwohner von Lemberg, ihre Häuser zu schmücken – Lemberg, 28. Juni 1915 – Dr. Chlamtacz (Bürgermeister).»

helm II. auf und wurde von diesem 1899 geadelt. Im Ersten Weltkrieg war er ein erfolgreicher Heerführer und wurde später als Anhänger Hitlers von den Nationalsozialisten für Propagandazwecke eingesetzt.

35 Neue Zürcher Zeitung, 28. 6. 1915, S. a1.

Durch den Fall Polens an die Mittelmächte veränderte sich die politische Lage der polnischen Nationalbewegung. Die prorussische Fraktion unter Roman Dmowski (1864–1939) wurde geschwächt, während die auf proösterreichischer Seite 1915 mit 20 000 Soldaten kämpfende Legionsbewegung unter Józef Piłsudski[36] gestärkt wurde. Im Laufe des Krieges verlor sich der verbindende Effekt des Ausgleichs der Nationen in der K.-und-k.-Monarchie nach und nach. Joseph Roth philosophiert im «Radetzkymarsch» über den Kaiser: «Er sah die Sonne in seinem Reich untergehen, aber er sagte nichts. Er wusste, dass er vor ihrem Untergang noch sterben würde.» Am 21. November 1916, nach 64 Jahren auf dem Thron, verstarb Franz-Joseph im Alter von 86 Jahren.
Am 15. Dezember 1917 wurde zwischen den Mittelmächten Deutschland, Österreich und den in Russland nach der Revolution an die Macht gekommenen Bolschewiki ein Waffenstillstand vereinbart. Mit einer Delegation der in der Zwischenzeit gebildeten ukrainischen Volksrepublik schloss man am 9. Februar 1918 einen Separatfrieden. Die Unterzeichnung des Vertrags von Brest-Litowsk erfolgte schliesslich am 3. März 1918. In der Zeit zwischen dem Ende der Kampfhandlungen und dem Beginn einer neuen Ordnung begannen ukrainische Nationalisten am 1. November 1918 mit der Eroberung Lembergs. Unter der polnischen Bevölkerung bildeten sich Milizen mit Beteiligung von Gymnasiasten

36 Józef Piłsudski (5. 12. 1867–12. 5. 1935). Während seines Medizinstudiums in Charkow wurde er Mitglied der radikalsozialistischen Organisation «Narodnaja Wolja» («Wille des Volkes») und 1885 aus politischen Gründen der Universität verwiesen. Im Dezember 1886 beteiligte er sich in St. Petersburg an der Vorbereitung eines Sprengstoffattentats auf Zar Alexander III. (1845–1894). Die Verschwörer, zu denen auch Lenins Bruder Alexander Uljanow gehörte, wurden am 13. März 1887 verhaftet, inhaftiert und nach Sibirien deportiert. Die Anhänger Piłsudskis konnten sich im österreichisch regierten Galizien und in Teilen Schlesiens ungehindert organisieren. Den Ersten Weltkrieg versuchte Piłsudski für die Eigenstaatlichkeit Polens zu nutzen. Am 27. August 1914 führte Piłsudski seine Kämpfer als Polnische Legion in die k.und k. Armee. Piłsudski musste im Verlauf seiner Kooperation mit den Mittelmächten feststellen, dass sie sein Ziel eines unabhängigen polnischen Staates nicht glaubwürdig unterstützten. Am Ende des Krieges, am 11. November 1918, wurde Piłsudski durch den Regentschaftsrat der Oberbefehl über die polnischen Truppen und kurz danach die Führung des polnischen Staates übertragen. In seiner späten Lebenszeit bemühte er sich um eine Sicherung der polnischen Staatsgrenzen und eine Stabilisierung des Landes nach innen («Sanacja», also «Genesung» des Staates).

und anderen Jugendlichen, die sich dagegen wehrten. Es begann ein Bürgerkrieg, der rund 2000 polnische und rund 1000 ukrainische Tote forderte und am 13. November 1918 mit der Ausrufung einer unabhängigen westukrainischen Volksrepublik fürs Erste zu Ende ging. Sie überlebte in Lemberg nur gerade eine Woche, als reguläre polnische Einheiten die Stadt eroberten. Der polnisch-ukrainische Krieg um Ostgalizien dauerte bis in den Juli 1919. Die galizischen Juden hielten sich aus den Auseinandersetzungen heraus und versuchten neutral zu bleiben. Das führte dazu, dass sie trotz der Assimilation in die polnische Gesellschaft von beiden am Kampf beteiligten Nationalitäten angefeindet und der Zusammenarbeit mit der jeweils anderen Gruppe bezichtigt wurden (Besier und Stoklosa, 2010). Nach der Rückeroberung Lembergs durch polnische Einheiten kam es am 22. November 1918 durch diese zu einem Pogrom an den Juden. Häuser und Synagogen wurden ausgeraubt und angezündet und rund 150 Juden getötet (siehe Abbildung 18).[37] Der Hergang der Ereignisse wurde jeweils unterschiedlich dargestellt. Die ukrainische Version lautet: «Als die polnischen Legionen die Stadt zurückeroberten, wurde den Soldaten quasi als Belohnung erlaubt, jüdi-

37 Neue Zürcher Zeitung, 8. 11. 1918, S. g2: «Polen. Wien, 8. Nov. (Wiener Korr.-Bureau) Die ‹Polnischen Nachrichten› melden: Der Geschäftsträger der polnischen Gesandtschaft in Wien, Filipowitsch, berichtet dem Ministerpräsidenten Lomatsch in einer Note mit der Mitteilung, dass die polnische Regierung die Hoheitsrechte über das ehemalige österreichische Kronland übernommen habe. Eine Mitteilung gleichen Inhaltes wurde auch an das deutsch-österreichische Staatsamt für das Äussere abgeschickt [...]. Der Militärgouverneur für Galizien, Galecki, wurde von der polnischen Liquidierungskommission mit der Vertretung der Landesinteressen in Wien betraut. Galecki wird diese Funktion im Einvernehmen mit den in Wien weilenden galizischen Reichsratsabgeordneten ausüben.»
Neue Zürcher Zeitung, 5. 12. 1918, S. a5: «Polen. Aus Lausanne wird uns telegraphiert: Die polnische Kolonie von Freiburg, Genf und Lausanne, ohne Unterschied der Religion, protestiert energisch gegen jede Einmischung in die inneren Angelegenheiten Polens. Nur die polnischen Behörden sind berufen, derartige Angelegenheiten zu erledigen. Eine fünfgliederige Untersuchungskommission ist schon eingesetzt, zu welcher die zwei bekannten früheren Abgeordneten mosaischer Konfession Dr. Sternhaus und Dr. Diamond, gehören. Jeder objektive und vorurteilslose Mensch wird wohl zugeben, dass die Resultate dieser Untersuchung abgewartet werden müssen. Bartoszewicz, Czalylicki, Glabisz, Holynski, Klingsland, Kluzynski, Kwiecinski, Prof. Laskowski, Malmov, Marconi, Poznanski, Polczynski, Prager, Puzywa, Wierzynski, Woroniecki, Zoltowski.»

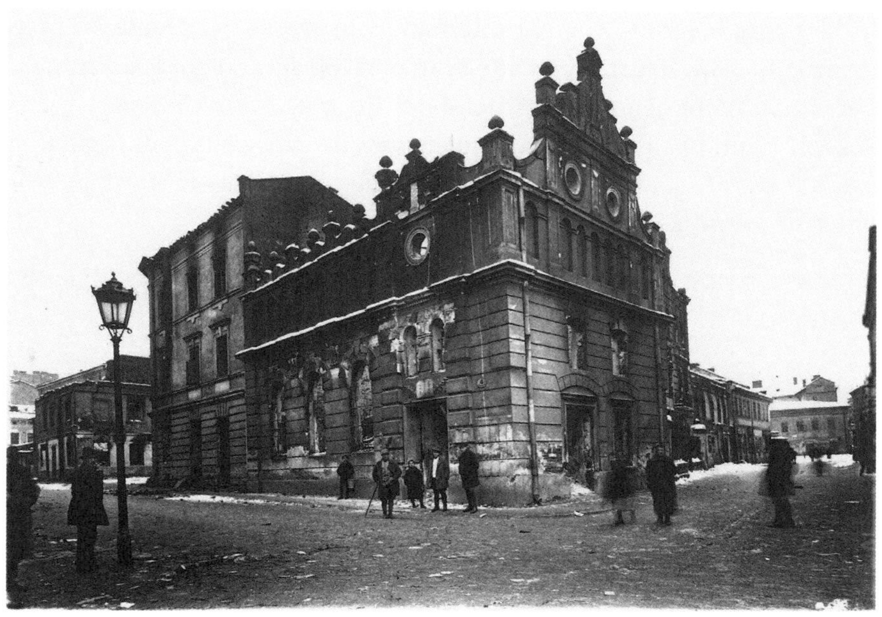

Abb. 18: Die im Pogrom von 1918 zerstörte Synagoge Chassidim Shul in Lemberg.

sche Häuser und Geschäfte zu plündern» (Weiss, 2010). In der «Neuen Zürcher Zeitung» vom 4. Dezember 1918 lässt die polnische Liquidationskommission für Galizien in Lausanne eine anders lautende Meldung veröffentlichen.[38] Am 2. Dezember 1918 wurden 956 Opfer der Pogrome

38 Neue Zürcher Zeitung, 4. 12. 1918, S. e2: «Polnische Darstellung der Vorgänge in Lemberg. Die Agence Polonaise Centrale Lausanne ersucht uns um Veröffentlichung folgenden offiziellen Telegramms der polnischen Liquidationskommission in Krakau: Krakau 29. Nov. In Lemberg entliessen die Ukrainer aus allen Gefängnissen einige Hundert Verbrecher, welche Teile des jüdischen Viertels, aber auch christliche Geschäfte in der Stadt ausplünderten. Ungefähr dreißig Häuser wurden verbrannt. Ungefähr vierzig Juden und zwölf Christen wurden getötet; dies geschah, weil die Ukrainer die Polizei auflösten, während das polnische Heer mit den Ukrainern in der Stadt kämpfte, und deshalb Lemberg ohne Sicherheitsorgane war. Die polnischen Behörden haben nach der Eroberung der Stadt sofort energische Sicherheitsmassnahmen getroffen, haben fünfzig Banditen gerichtlich aburteilen und erschießen und mehrere Hundert von ihnen festnehmen lassen. Die polnischen Behörden haben in Lemberg und in Ostgalizien das Standrecht eingeführt und eine Notaktion eingeleitet. Die Ukrainer haben in Lemberg geplündert und verbrannt: das Landtagsgebäude,

in Lemberg beerdigt, wie die internationale Presse berichtete.[39] Einen derartigen Gewaltausbruch hatte es in den 150 Jahren der Habsburgerherrschaft nicht gegeben. Während der Regentschaft von Kaiser Franz Joseph I. ging es den Juden vergleichsweise gut, sodass die Initialen des Kaisers «FJI» auch sarkastisch wie folgt interpretiert wurden: «für jüdische Interessen».

die Post, viele christliche Häuser und Geschäfte und haben ungefähr tausend Polen verwundet und ermordet [...]. Der Anteil mancher Juden auf seiten der Ukrainer in ihren Kämpfen mit den Polen in Przemyśl und Lemberg ist erwiesen. Die polnische Liquidationskommission für Galizien und das ganze polnische Volk bedauern diese Vorfälle und erachten als größtes Unglück das Banditenwesen [...].»

39 New York Times, 30. 11. 1918: «1,100 JEWS MURDERED IN LEMBERG POGROMS; Hundreds Burned to Death in a Synagogue or Shot in Flight – 600 Houses Burned. Confirmatory Cables Reach Here.» (www.nytimes.com/1918/11/30/archives/1100-jews-murdered-in-lemberg-pogroms-hundreds-earned-to-death-in-a.html, 21. 4. 2020).

Akt 3: Lembergs Neustart als polnische Stadt

Mit dem am 28. Juni 1919 unterzeichneten Friedensvertrag von Versailles endete formell der Erste Weltkrieg. Die Verträge von Saint-Germain-en-Laye und Trianon bestimmten die Auflösung der Habsburgermonarchie. Neben der neu entstandenen Republik Deutschösterreich wurden weitere Nationalstaaten geschaffen. Galizien wurde der Republik Polen zugeteilt.

Die Pogrome von 1918 bedeuteten eine Hypothek für die neu entstandene polnische Republik. Trotz der Auseinandersetzungen zwischen in Galizien beheimateten Nationalitäten entwickelte sich in Lemberg (polnisch Lwów) in den nächsten beiden Jahrzehnten ein reiches intellektuelles Leben. Die polnischen Intellektuellen hatten in der Zeit des Ausgleichs in der K.-und-k.-Monarchie seit 1867 von der relativen Freiheit und den geistigen Entwicklungsmöglichkeiten profitiert und konnten diese Errungenschaften in der neuen Republik bewahren. Ein Beispiel dafür ist die multikulturelle Entwicklung der Presse in Lemberg, wo in diesen Jahren nicht weniger als 200 polnische, ukrainische, jiddische, hebräische und deutsche Zeitungen erschienen. Einmal mehr schildert Joseph Roth diese Verhältnisse sehr zutreffend: «Nationale und sprachliche Einheitlichkeit können eine Stärke sein, nationale und sprachliche Vielfältigkeit sind es immer. In diesem Sinne ist Lemberg eine Bereicherung des polnischen Staats.»[40] Das neue Polen und damit auch Lemberg verwandelte sich in einen Vielvölkerstaat, wie es die K.-und-k.-Monarchie gewesen war. Neben Polen, Ukrainern, Belorussen und Deutschen lebten 1921 dort etwa 2,8 Millionen Juden (10,7 Prozent). Diese Zahl entsprach etwa einem Viertel aller Juden auf der Welt und einem Drittel der europäischen Juden (Besier und Stoklosa, 2010).

Ein charakteristisches Beispiel für die Koexistenz der Ethnien sind Lemberger Cafés, in denen trotz der unterschiedlichen nationalen Einstellungen und Glaubensrichtungen als gemeinsames Erbe der Monarchie der Austausch von Meinungen und intellektuellen Diskursen gepflegt

40 Joseph Roth, «Reisen in die Ukraine», Frankfurter Zeitung, 20. 11. 1924.

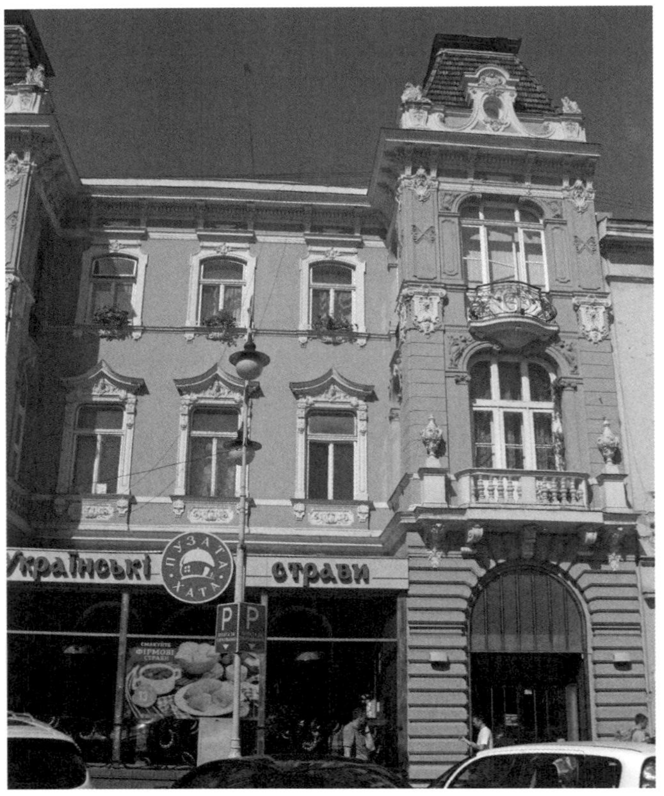

Abb. 19: Teehaus Zalewski 2016.

wurde. Sie stellten unter Berücksichtigung unterschiedlicher nationaler Ansichten eine Art extraterritorialen Raum dar. Besonders das heute noch existierende Teehaus «Zalewski» an der Akademicka-Allee wird in vielen Berichten erwähnt (siehe Abbildung 19). Dort soll es zudem das beste Gebäck in ganz Polen gegeben haben.

Es trafen sich in den Cafés mehr oder weniger regelmässig neben den Mitgliedern der besseren Lemberger Gesellschaft auch Mathematiker wie Hugo Steinhaus (1887–1972)[41] und der Philosoph Kazimierz Twardowski (1866–1938),[42] zwei Personen, über die noch zu sprechen sein

41 Mitbegründer der Lemberger mathematischen Schule.

42 Twardowski legte den Grundstein für die mathematisch, logisch und philoso-

wird. Der polnische Physiker Leopold Infeld (1898–1968),[43] ab 1930 Lektor an der Universität Lemberg, berichtet über die wichtige Rolle der Lemberger Cafés für das Leben der Universitätsangehörigen: «Die meisten meiner Kollegen schliefen in ihren Wohnungen, arbeiteten an der Universität und lebten in Cafés.»
Zwei weitere Cafés sind in diesem Zusammenhang zu erwähnen: das Café Roma und das Schottische Café, ebenfalls an der Akademicka-Allee. Damen aus den besseren jüdischen Kreisen schätzten es sehr, und während seiner Studienjahre an der Universität Lemberg verkehrte dort auch Joseph Roth häufig. Er bezeichnet das Roma als «Literaten-Café». Auch Rudolf Weigl kehrte dort auf dem Weg vom Labor in seine Wohnung beinahe täglich ein. Am östlichen Ende der Akademicka-Allee auf der anderen Strassenseite lag das «Schottische Café», in den 1920er und 1930er Jahren Treffpunkt der Lemberger Elite der Mathematiker. Man diskutierte dort fachliche Fragen und mathematische Probleme und deren mögliche Lösungen. Die nicht lösbaren Probleme wurden schliesslich in das sogenannte «Schottische Buch»[44] eingetragen.

phisch fruchtbare Lemberg-Warschau-Schule. Ab etwa 1915 Rektor der Universität Lemberg.

43 Leopold Infeld stammt aus einer traditionellen jüdischen Familie in Krakau. Er wurde theoretischer Physiker. Nach seiner Zeit in Lemberg ging er 1933 nach England und 1936 in die USA, wo er in Princeton mit Albert Einstein an Problemen der Relativitätstheorie forschte.

44 Das «Schottische Buch» ist ein dickes 84-seitiges Heft, das den Lemberger Mathematikern dazu diente, ungelöste mathematische Probleme zu notieren. Zuerst schrieben sie die Formeln auf Papierservietten nieder, die der Garderobier aufbewahrte, oder in Ermangelung von Servietten auch direkt auf den marmornen Tischplatten,von wo sie verschwanden. Endlich kaufte Stefan Banachs Ehefrau ein Buch, in dem die Notizen von 1935–1941 bis zum Einmarsch der Nazitruppen eingetragen wurden. Es überdauerte den Zweiten Weltkrieg. Es enthält 193 mathematische Probleme, darunter fundamentale Fragen zur Funktionalanalysis wie auch einfache Rätsel. Für die Lösung eines der Probleme wurde 1936 als Preis von Mazur eine lebende Gans gestiftet. 1972 verlieh er den Preis persönlich dem jungen schwedischen Mathematiker Per Enflo. Stanislaw Mazur vereinbarte gemeinsam mit Stanisław Ulam im Sommer 1939, dass das Buch im Kriegsfall in einer Kiste vergraben werden sollte. Ob dies tatsächlich erfolgte, ist unklar. Sicher ist nur, dass die Ehefrau von Professor Banach, Lucja, bei der Zwangsumsiedlung 1945 das Buch aus Lemberg nach Warschau brachte. Nach dem Krieg erhielt Professor Ulam eine Kopie des Buches und gab eine englische Übersetzung heraus.

In dieser geselligen Runde wurde bei Kaffee, Cognac und Zigaretten auf höchstem Niveau philosophiert. Die bedeutendsten Mitglieder dieser Gruppe waren Stefan Banach,[45] der als Begründer der modernen Funktionsanalysis gilt, und sein Mentor Hugo Steinhaus.[46] Weitere Mitglieder waren: Hermann Auerbach, Marek Kac, Stefan Kaczmarcz, Antoni Łomnicki, Stanisław Mazur, Władysław Orlicz, Stanisław Ruziewicz, Stanisław Saks, Juliusz Paweł Schauder, Włodzimierz Stożek und Stanisław Ulam.[47]

45 Zwischen 1911 und 1913 war Banach (1892–1945) Student der Mechanik am Polytechnikum in Lemberg und legte dort sein Vordiplom ab. Das Studium hat er aber nie beendet. Nach Ausbruch des Ersten Weltkriegs arbeitete er als Aufseher beim Strassenbau, da er aufgrund seiner Kurzsichtigkeit für den Wehrdienst untauglich war. Er studierte weiterhin Mathematik als Autodidakt und an der Universität. Im Jahre 1916 wurde der Mathematiker Hugo Steinhaus zufällig auf Stefan Banach aufmerksam. Durch Steinhaus' Hilfe erhielt Banach von 1920 bis 1922 eine Assistenzstelle bei Antoni Łomnicki am Lehrstuhl für Mathematik und an der Abteilung für Mechanik des Polytechnikums Lemberg. 1922 legte er an der Universität Lemberg seine Doktorprüfung ab, ohne zuvor Abschlüsse in Mathematik erlangt zu haben. Aufgrund seiner Begabung wurde bei ihm eine Ausnahme gemacht. Er wurde dort im gleichen Jahr ausserordentlicher Professor und 1927 ordentlicher Professor (zweiter Lehrstuhl für Mathematik). Er galt als Exzentriker: Statt in seinem Büro an der Universität zu arbeiten, sass Banach meist im örtlichen «Schottischen Café», um seine Notizbücher mit Ideen zur Funktionalanalysis zu füllen – daher tragen seine Notizen aus dieser Zeit auch den Namen «schottische Notizbücher». In den 1930er Jahren versuchte John von Neumann Banach insgesamt dreimal davon zu überzeugen, seine wissenschaftliche Karriere in den USA fortzuführen. Er lehnte dies jedoch stets ab, da er sich mit Lemberg und Polen verbunden fühlte und seine Familie nicht verlassen wollte.

46 Steinhaus (1887–1972) studierte Mathematik an den Universitäten Lemberg und Göttingen, wo er bei David Hilbert promovierte. 1920 wurde er Professor an der Universität Lemberg. Steinhaus war Jude und überlebte die Greuel der Nationalsozialisten und der deutschen Besatzung, indem er mit seiner Frau ab Juli 1941 unter dem Namen Grzegorz Krochmalny untertauchte und unter allen Umständen vermied, auf Listen gleich welcher Art geführt zu werden. Er zog 1945 nach Breslau, wo er Professor der Mathematik an der dortigen Universität wurde und massgeblich an deren Wiederaufbau beteiligt war.

47 Auerbach (1901–1942) war seit 1939 Professor an der Universität Lemberg, wurde 1942 wegen seiner jüdischen Abstammung im Ghetto Lemberg inhaftiert und im August desselben Jahres im Vernichtungslager Belzec ermordet.
Kac (1914–1984) studierte an der Universität Lemberg bei Hugo Steinhaus, mit dem er auch befreundet war. Er bemühte sich um ein Stipendium in den USA und kam 1939 an die Cornell University in Ithaca, New York und wurde dort 1947 Professor. 1961 wechselte er an die Rockefeller University in New York City und 1981 an die University of Southern California.

Kaczmarz (1895–1939) war ab 1923 auf Empfehlung von Stefan Banach Assistent an der Technischen Universität Lemberg. Nach dem deutschen Überfall auf Polen wurde Kaczmarz als Leutnant der Reserve eingezogen und fiel im September 1939. Nach einer anderen Version wurde er bei Ende des deutsch-sowjetischen Eroberungsfeldzuges vom sowjetischen NKWD verhaftet und 1940 im Massaker von Katyn ermordet.
Łomnicki (1881–1941) studierte an den Universitäten Lemberg und Göttingen. 1920 wurde er Professor der Polytechnischen Universität Lemberg, wo Stefan Banach sein Assistent war. Am 4. Juli 1941, kurz nach dem deutschen Einmarsch, wurde er zusammen mit 25 anderen polnischen Professoren in Lemberg erschossen.
Mazur (1905–1981) studierte Mathematik bei Stefan Banach in Lemberg. Er leistete einen wichtigen Beitrag unter anderem zur Geometrie. Er war einer der Autoren des «Schottischen Buches». Ab 1948 arbeitete Mazur an der Universität Warschau.
Orlicz (1903–1990) studierte an der Polytechnischen Universität Lemberg bei Hugo Steinhaus, Antoni Łomnicki und Stanisław Ruziewicz. Im Jahr 1925 wurde er Juniorassistent an der Universität in Lemberg. 1929 ging er mit einem Stipendium nach Göttingen und kehrte 1930 als Seniorassistent nach Lemberg zurück. 1935, als Assistenzprofessor an der Polytechnischen Universität Lemberg, erhielt er die Lehrberechtigung auch an der Universität Lemberg. Schliesslich wurde er 1937 ausserordentlicher Professor an der Universität Posen.
Ruziewicz (1889–1941) studierte Mathematik bei Wacław Sierpinski in Lemberg und wurde Professor der Universität Lemberg und später Rektor der Lemberger Aussenhandelsakademie. Am 11. Juli 1941 verhaftete ihn die Gestapo und ermordete ihn im Laufe des Massakers an den Lemberger Professoren.
Saks (1897–1942) studierte Mathematik an der Warschauer Universität. Nach einem Aufenthalt in den USA 1931–1932 wurde er Dozent an der TU Warschau, später an den Universitäten Lemberg und Vilnius. In Lemberg trug er auch Notizen in das «Schottische Buch» ein. Nach dem im Juni 1941 erfolgten deutschen Einmarsch in Lemberg begann die systematische Ermordung der Juden. Saks floh nach Warschau, wo ihn die Gestapo am 23. November 1942 verhaftete und erschoss.
Schauder (1899–1943) leistete nach seinem Abitur 1917 Wehrdienst während des Ersten Weltkriegs und geriet bald in italienische Kriegsgefangenschaft. 1919 begann er sein Studium in Lemberg, 1923 promovierte er bei Hugo Steinhaus. Da er an der Universität keine Stelle bekam, unterrichtete er als Gymnasiallehrer und betrieb seine mathematische Forschung nebenbei. Ein Stipendium ermöglichte ihm ab 1932 Forschungsreisen nach Leipzig und Paris. Nach Beginn des Zweiten Weltkrieges und der Besetzung Lembergs durch sowjetische Truppen wurde er schliesslich zum Professor an der Universität Lemberg ernannt. Schauder wurde als Jude 1943 von der Gestapo ermordet.
Stożek (1883–1941) studierte Mathematik an den Universitäten Krakau und Göttingen. Er wurde Leiter der mathematischen Fakultät der TU Lemberg. Zusammen mit seinen zwei Söhnen und weiteren polnischen Professoren wurde er im Juli 1941 in Lemberg von den Nazis erschossen.

Im Juli 1925 schloss die polnische Regierung mit Vertretern jüdischer Parteien ein polnisch-jüdisches Abkommen. Darin verpflichteten die Juden sich zur Loyalität gegenüber der polnischen Regierung und zur Mitverantwortung an der politischen Stabilität des Landes. Die Regierung sicherte den Juden darin unter anderem gleichberechtigten Zugang zu allen öffentlichen Ämtern und die Bekämpfung des Antisemitismus zu. Obwohl die Regierung den vereinbarten Bedingungen nur widerstrebend nachkam, erwiesen sich die Jahre von 1926 bis 1931 als gute Zeit für die jüdische Bevölkerung (Besier und Stoklosa, 2010).
Die politische Situation in Lemberg beruhigte sich damit so weit, dass in den späten 1920er Jahren sogar in der «Neuen Zürcher Zeitung» für eine Reise nach Polen mit einem Besuch von Lemberg geworben wurde.

Ulams Mathematiklehrer war Stefan Banach. Ulam (1909–1984) publizierte die damals diskutierten Probleme später in Büchern, zum Beispiel in «The Scottish Book» (Ulam 1958), nach dem «Schottischen Café» benannt. Ulam ging 1938 auf Einladung von George David Birkhoff als Harvard Junior Fellow in die USA. 1940 wurde er Assistant Professor an der University of Wisconsin. 1943 wurde er US-Staatsbürger, und im selben Jahr lud ihn sein Freund John von Neumann zu einem geheimen Projekt in New Mexico ein. Ulam wurde daraufhin Mitarbeiter des Manhattan-Projekts bei Edward Teller in Los Alamos, wo an der Entwicklung der Atombombe geforscht wurde.

Die Protagonisten Rudolf Weigl und Ludwik Fleck

Zu den wichtigsten Personen des Stücks «Fleckfieber» gehören die beiden Forscher Rudolf Weigl und Ludwik Fleck. Einen ersten kurzen Auftritt haben sie in Akt 2, ab Akt 3 spielen sie die Hauptrollen.

Rudolf Weigl

Zu Beginn des Ersten Weltkriegs wurde Weigl als ausgebildeter Biologe zur k. und k. Armee eingezogen, um dabei zu helfen, das epidemisch aufgetretene Fleckfieber zu bekämpfen. Nach kurzer Zeit teilte man ihn dem Bakteriologischen Feldlaboratorium Nr. 79 der II. k. und k. Armee beim Militärkommando Krakau zu und nach der Rückeroberung von Przemyśl im Sommer 1915 wurde er dorthin versetzt (siehe Abbildung 21).
Der k. und k. Armee standen ab 1914 zur Diagnose von Infektionen und Seuchen 13 «Grosse Mobile Epidemielaboratorien Modell 1913» nach Rudolf Kraus[48] und Joseph von Winter (1857–1916) zur Verfügung. Diese Einrichtungen waren vom Österreichischen Roten Kreuz finanziert worden (Flamm, 2015).

48 Rudolf Kraus (31. 10. 1868–15. 7. 1932), Bakteriologe, Serologe. Nach dem Studium an der Deutschen Universität Prag (Dr. med. univ. 1893) wurde Kraus Assistent am Pathologisch-anatomischen Institut der Universität Wien und habilitierte sich 1901 für allgemeine und experimentelle Pathologie. 1913 wurde er zum Direktor des Bakteriologischen Instituts in Buenos Aires und danach des Serologischen Instituts in Butantan (São Paulo) ernannt. Nach zehnjähriger Auslandstätigkeit kehrte Kraus nach Wien zurück, wo er als Leiter des Serotherapeutischen Instituts wirkte. 1928 folgte Kraus einem Ruf der chilenischen Regierung und übernahm ein neugegründetes serologisches Institut in Santiago; 1930 wurde er Direktor des gesamten chilenischen Sanitätswesens. Durch sein wissenschaftliches Schaffen kann Kraus als einer der weltweit führenden Forscher auf dem Gebiet der Immunologie, Serologie und Bakteriologie gelten, die um die Jahrhundertwende erst langsam als Spezialdisziplinen entstanden. 1897 hatte Kraus bereits die von ihm so benannten Präzipitine entdeckt, die zum Ausgangspunkt vielfältiger immunologischer Untersuchungen wurden.

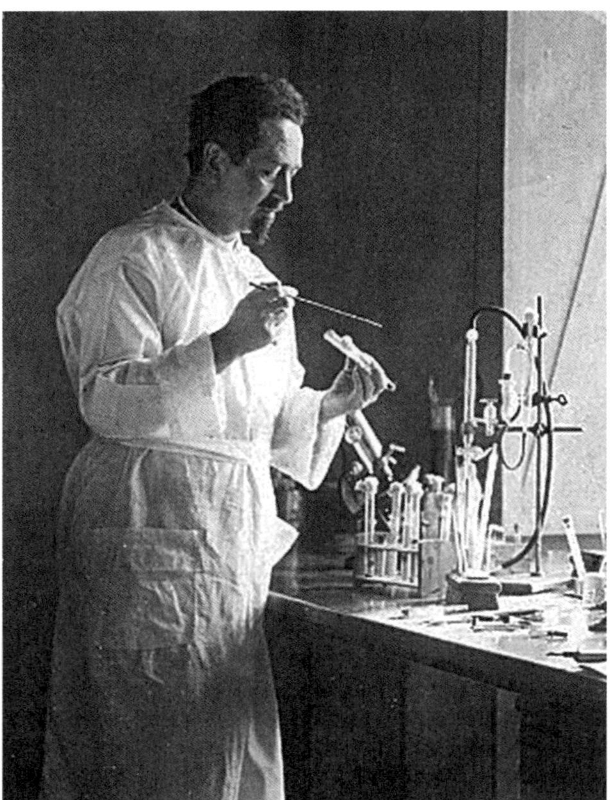

Abb. 20: Rudolf Stefan Weigl, 1883–1957.

Weigl hat das österreichische Militärlabor in der Festung Przemyśl gemeinsam mit dem Tierarzt Alfred Trawiński[49] aufgebaut und organisiert. Der Chef des österreichischen Generalstabs Conrad von Hötzendorf inspizierte 1915 das Labor. Er wollte die Erreger des Fleckfiebers sehen, die ihm Trawiński unter dem Mikroskop zeigte. Hötzendorf bemerkte: «Ja, jetzt sehe ich diese Kerle [...] ich werde das Seiner Majestät, dem Kaiser erzählen.» (Parnas, 1978) Wie der alte Kaiser, der im Dezember 1916 verstarb, diese Nachricht aufnahm, ist nicht bekannt geworden.

49 Alfred Trawiński (4. 4. 1888–7. 9. 1968), polnischer Tierarzt, Bakteriologe, ab 1922 Professor an der Hochschule für Veterinärmedizin in Lemberg. Nach dem Studium der Veterinärmedizin promovierte er 1912 und habilitierte 1922. Ab 1938 war er Professor für Lebensmittelkunde an der Veterinärmedizinischen Akademie in Lemberg.

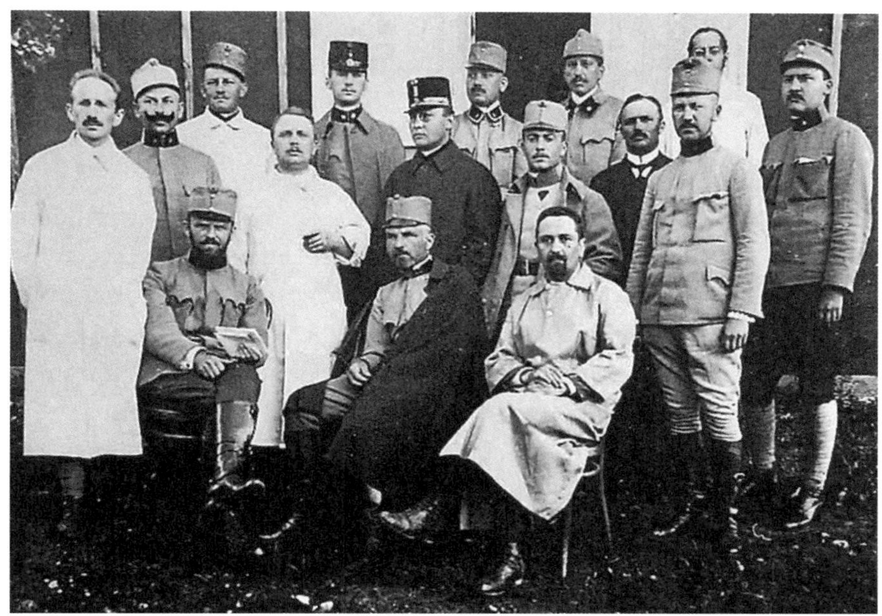

Abb. 21: Mitarbeiter des Bakteriologischen Feldlaboratoriums Nr. 79 der II. k. und k. Armee beim Militärkommando Krakau 1915. Sitzend links Eisenberg und sitzend rechts Weigl.

Weigl begann ab 1916 mit seinen richtungweisenden Experimenten zum Fleckfieber und stellte auch den ersten Impfstoff aus Läusen her (Eyer 1967). Zeit seines Lebens hat er vergleichsweise wenig publiziert. Weigl, im ausgehenden 19. Jahrhundert wissenschaftlich sozialisiert, hielt sich an die damals übliche Praxis, Ergebnisse von Forschungen erst nach vollständiger Fertigstellung und in fortgeschrittenem Alter in einem grösseren Kontext zu veröffentlichen. Darüber hinaus fühlte er sich nicht als Arzt, und er war sich bewusst, dass der Einsatz einer Vakzine nur nach klinischen Versuchen an Menschen möglich wäre. Die Darstellung seines experimentellen Vorgehens beschreibt er hingegen in einer Veröffentlichung aus dem Jahr 1920 sehr detailliert (Weigl, 1920). Er erwähnt darin die Vorarbeiten von da Rocha Lima (1916a, b), die gezeigt hatten, dass die Erreger des Fleckfiebers sich innerhalb der Zellen der Darmschleimhaut von Läusen vermehrten. Eine direkte experimentelle Übertragung der Erreger von infizierten auf nicht befallene Läuse war jedoch bis zu diesem Zeitpunkt nicht möglich. Die Läuse mussten die Erreger bei Patienten aufnehmen, die akut an Fleckfieber erkrankt waren. Auf diesem Weg gelangten die Erreger in den Verdauungstrakt der Läuse und erreichten dadurch die für ihre Vermehrung wichtigen Zielzellen im Enddarm.

Wörtlich berichtet Weigl: «Das Experimentieren mit Läusen, ihr Züchten und Präparieren, vor allem aber das bei der Untersuchung verlangte Zerlegen der Laus in Schnittserien, also die Schnittmethode mit ihren zeitraubenden Manipulationen, entmutigen die Forscher, da sie bei den meisten den Anschein einer äusserst umständlichen, langwierigen und mühseligen Arbeit erwecken.» Weigl war durch seine zoologische und anatomische Vorbildung ein Meister des Experimentierens mit Läusen. Folgende Experimente hat er virtuos durchgeführt: Bereits infizierte Läuse, die von einem mit Fleckfieber infizierten Patienten stammten, an dem sie zuvor rund 12 Tage lang Blut saugen konnten, wurden in einen hölzernen Käfig (etwa 10 x 5 x 2 cm) eingesetzt, der an einer Längsfläche mit Gaze bespannt war (Sikora, 1915; siehe Abbildung 22). Dieses Vorgehen ermöglichte den Läusen, an nicht mit Fleckfieber infizierten sogenannten «Läusefütterern»[50] Blut zu saugen, verhinderte aber eine Infektion dieser Personen durch den erregerhaltigen Kot. Die Käfige befestigte man für mehrere Tage auf dem Ober- oder Unterschenkel eines Menschen. Aus einer grösseren Zahl dieser Läuse hat Weigl die Enddärme herauspräpariert (siehe Abbildung 23) und eine Suspension aus erregertragenden Darmepithelzellen hergestellt. Diese Suspension

50 In der Zeit der deutschen Okkupation Lembergs nach 1941 hat Rudolf Weigl «Läusefütterer» vorwiegend aus intellektuellen Kreisen und der jüdischen Bevölkerung Lembergs rekrutiert und sie als «kriegswichtig» deklariert. Dieser Personenkreis erhielt eine Zuteilung zusätzlicher Nahrungsmittel und war weitgehend vor der Inhaftierung in Konzentrationslager geschützt. Die «Läusefütterer» wurden am Institut angestellt und erhielten einen «Kennkarte» genannten Ausweis, der sie als Mitarbeiter des Oberkommandos des Heeres bezeichnete und in dem stand, dass sie möglicherweise mit Fleckfieber infiziert seien. Kontrollen der Gestapo liessen sie dadurch beinahe unbehelligt. Insgesamt sollen sich mit den «Läusefütterern» etwa 4000 Mitarbeiter, von denen etwa 500 namentlich bekannt sind, unter «Weigls Schutz» befunden haben. Darunter befanden sich zum Beispiel der Mathematiker Stefan Banach (siehe S. 54) und der Dichter Zbigniew Herbert, die beide dadurch die Verfolgung durch die Nazis überlebten.

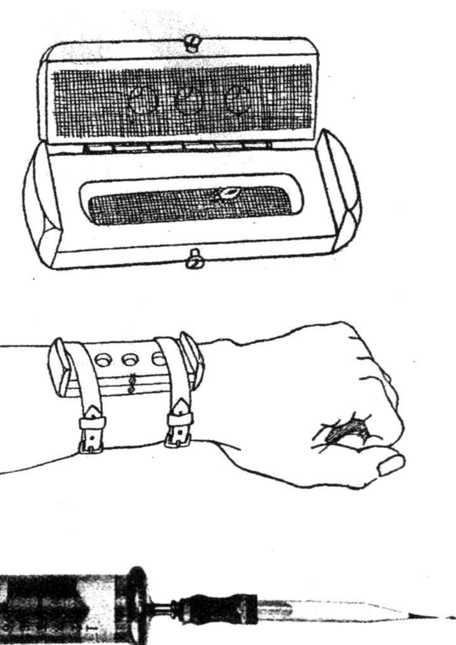

Abb. 22: Läusekäfig (Angelakis et al. 2015).

Abb. 23: Läusekäfig nach Sikora, am Unterarm angeschnallt nach H. Sikora (1915) und H. da Rocha-Lima (1930) (Angelakis et al. 2015).

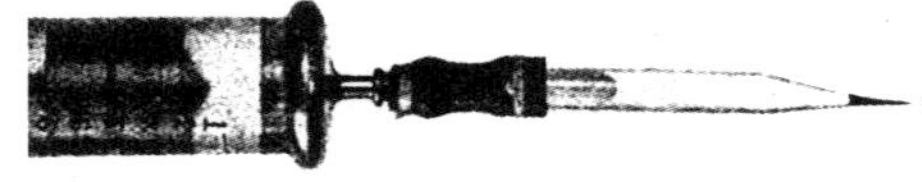

Abb. 24: Injektionsinstrument zur Inokulation von Läusen (Angelakis et al. 2015).

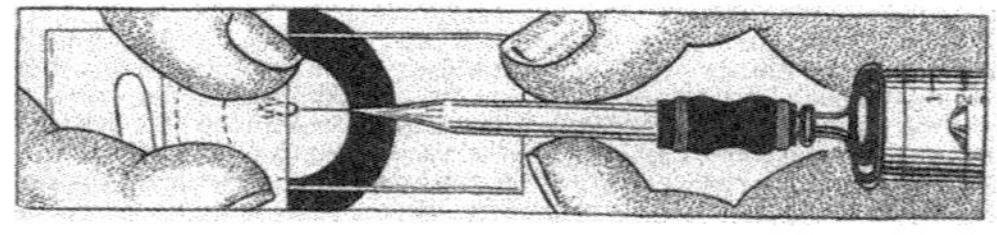

Abb. 25: Ausführung der Inokulation (Angelakis et al. 2015).

anekdotisch über die Entstehungsgeschichte von Weigls Methode zur Infektion von Läusen berichtet; er schreibt: «Wie ist es zu dieser genialen Idee gekommen? Im Jahr 1916 zeigte sich (Weigls) Vorgesetzter Filip Eisenberg[52] ungehalten über den einseitigen Eifer seines Mitarbeiters in

52 Filip Pinkus Eisenberg (1876–1942), polnisch-jüdischer Bakteriologe, Assistent von Odo Bujwid, Weiterbildung am Institut Pasteur in Paris. Ab 1933 Leiter des Instituts für Medizinische Mikrobiologie in Lemberg. 1941, nach der deutschen Okkupation Lembergs, wollte Rudolf Weigl ihn als «Läusefütterer» vor der Verfolgung schützen. Eisenberg lehnte ab; er glaubte, durch Untertauchen in Krakau überleben zu können. Er wurde entdeckt und im Konzentrationslager Belzec inhaftiert, wo er ermordet wurde.

der Rickettsienforschung. Er empfahl ihm angesichts des in absehbarer Zeit zu erwartenden Kriegsendes und der dann fehlenden fleckfieberkranken Kriegsgefangenen, von denen die Rickettsienforschung bis dahin gelebt hatte, das Thema zu wechseln und sich mit der Cholera zu befassen. Weigl, unangenehm berührt durch diese als Zumutung empfundene Aufforderung, erklärte daraufhin seinem Chef, man könne, wenn es an Fleckfieberkranken für eine natürliche Infektion der Läuse fehle, diese ja auch von der Kehrseite her infizieren [...]. Weigl, unbeirrt von den Zweifeln seines Chefs, verliess sich auf seine ungewöhnlich geschickte Hand und demonstrierte mit einer schnell hergestellten Glaskapillare seinem Lehrer Eisenberg zum ersten Mal den Hergang des berühmt gewordenen ‹Läuseklistiers› [...]. So gesehen muss man die kleine Reiberei zwischen Rudolf Weigl und Filip Eisenberg als einen gnädigen Zufall preisen.»

Nach der Schaffung des neuen Polen brach 1919 im Osten des Landes eine grössere Fleckfieberepidemie aus, die bis 1921 andauerte und bedrohliche Ausmasse annahm. Weigls Beharrlichkeit in der Diskussion mit Eisenberg zahlte sich sehr rasch aus. Er konnte sein Wissen bei der Bekämpfung der Epidemie einbringen und das 1918 neu gebildete staatliche Hygieneinstitut bei der Seuchenbekämpfung fachlich unterstützen. Bereits im Jahr 1917 gelang es Weigl, aus einem homogenisierten Extrakt aus erregerhaltigen Läusedärmen, der mit Phenol inaktiviert worden war, einen Impfstoff zu erarbeiten, den er zuerst an sich selbst erfolgreich testete (Eyer, 1967). Diese erste Impfung erwies sich für ihn als besonders segensreich, da er sich kurz darauf bei der Präparation infizierter Läusedärme mit einer abgebrochenen Glaspipette verletzte und sich damit eine Laborinfektion mit Fleckfieber zuzog. Am 18. Tag nach dieser Infektion erkrankte Weigl an klassischem Fleckfieber mit den typischen Symptomen und wurde bettlägerig. Durch die vorangegangene Impfung verlief die Erkrankung deutlich milder, und er genas. Dadurch war die Wirksamkeit des Impfstoffes durch eine Testinfektion bewiesen. Gegen Ende des Jahres 1917 erhielt Eisenberg eine Professur an der Universität Krakau und verliess das Militärlabor in Przemyśl. Er empfahl Weigl als seinen Nachfolger. Weigl blieb im dortigen Labor auch im neuen polnischen Staat, bevor er 1920 im Alter von 38 Jahren als Professor für Biologie an die Lemberger Universität berufen wurde. Da es dort noch keine geeigneten Laborräume gab, verblieb er bis 1921 in Przemyśl und konnte die dortigen guten Arbeitsbedingungen nutzen. Das für ihn vorgesehene Lemberger Labor in einem Gebäude an der St. Mikolaaj-Strasse direkt neben der St. Mickolaj-Kirche und dem botanischen Garten bezog er im Laufe der nächsten Jahre. An dem heute noch bestehenden Gebäude erinnert eine Tafel an Rudolf Weigl, seine dortige Tätigkeit und die grossen Erfolge bei der Erforschung des Fleckfiebers.

In seinen Vorlesungen und Kursen verwies Weigl immer wieder auf die Bedeutung der Veterinärmedizin für die Infektionsmedizin und Infektionskrankheiten des Menschen. Folgende Bemerkung ist von ihm überliefert: «Die Human-Medizin ist nur zum Genus Homo sapiens begrenzt, die Veterinär-Medizin, und zwar die vergleichende Anatomie, Physiologie, Biochemie, Biomedizin und Pathologie, ist eine Lehre mit grösseren Horizonten, und das ist in der Zukunft von höchster Bedeutung auch für den Menschen.» (Eyer, 1967) Damit wies er auf Zusammenhänge hin, die heute unter dem Begriff «One health – one medicine» zusammengefasst werden.

Als ersten Assistenten wählte Weigl Ludwik Fleck (siehe S. 66). Weigls Labor an der Universität Lemberg wurde später in «Institut für Typhus-Forschung und Virologie» umbenannt. Er setzte seine Arbeiten zur Herstellung und Verbesserung der Fleckfiebervakzine mit grossem Erfolg fort und wurde dadurch international bekannt. Seine Mitarbeiterinnen und Mitarbeiter, insbesondere diejenigen, die die infizierten Läuse präparierten, wurden im Laufe der Jahre so geschickt, dass sie pro Stunde rund 300 Läuse bearbeiten konnten. Dazu entnahmen sie den gesamten Darm einer Laus; dessen mittlerer Teil, in dem sich die Erreger vermehrt hatten, wurde in eine 0.5%-Phenollösung gelegt und in einer Reibschale zu einer Suspension verrieben. Die Reinigung der Suspension erfolgte durch mehrfache Zentrifugation. Den zurückbleibenden Bodensatz löste man in 0.5%-Phenollösung und einer Pufferlösung. Drei Konzentrationen von Vakzinen stellte man daraus her, die jeweils einem Gehalt von 15, 30 und 45 Läusedärmen entsprachen. Man füllte sie in Glasampullen zur Anwendung beim Menschen ab. Die Dauer der Herstellung einer Vakzinecharge betrug etwa 20 Tage. Das Impfschema wurde im Laufe der Jahre folgendermassen optimiert: Eine erste Impfung erfolgte

mit einem Impfstoff aus 15 Läusen, nach Ablauf einer Woche erfolgte die Injektion eines Impfstoffs aus 30 und nochmals eine Woche später desjenigen aus 45 Läusen. Insgesamt erhielt ein Impfling den Erregergehalt aus 90 Läusen. Bei einigen Geimpften traten Nebenwirkungen auf, die teilweise auf Stoffwechselprodukte der Läuse zurückgeführt wurden.
Die erfolgreiche Herstellung und Anwendung des Impfstoffes war der Grund für den Besuch ausländischer Kollegen bei Weigl. So erhielt er unter anderem Besuch zu wissenschaftlichem Austausch vom späteren Nobelpreisträger und Pionier der Fleckfieberforschung Charles Nicolle und dessen Mitarbeiterin, der Polin Helena Sparrow[53] (Weigl, 1930; 1947; Szybalski, 2003).
Im Jahr 1936 wurde Weigls Vakzine vom Völkerbund in Genf als beste Impfung gegen Fleckfieber anerkannt. Daraufhin wurde sie bei einem Ausbruch von Fleckfieber in einer belgischen katholischen Missionsstation in China erfolgreich eingesetzt. In Anerkennung dieser Leistung erhielt Weigl 1938 von Papst Pius XI.[54] den Ritterorden St. Gregorius Magnus. Nach dieser Anerkennung lud ihn die italienische Regierung 1939 in die Kolonie Abessinien ein, um dort eine Impfstoffproduktion zu etablieren. In den Jahren 1930 bis 1939 wurde Weigl offenbar mehrfach erfolglos für einen Nobelpreis vorgeschlagen.

53 Helena Sparrow (5. 6. 1891–13. 11. 1970), russisch-französische Forscherin auf dem Gebiet des öffentlichen Gesundheitswesens, studierte in Kiew, Posen und Warschau. Ab 1921 arbeitete sie zeitweise mit Rudolf Weigl am grossangelegten Einsatz der Fleckfieberimpfung. 1923 erhielt sie ein Stipendium des Völkerbunds zum Besuch des Institut Pasteur, wo sie unter anderem Charles Nicolle kennenlernte und eine Zusammenarbeit mit ihm begann, die sie 1927–1928 an das Institut Pasteur nach Tunis führte. 1928 kehrte sie als Professorin für Bakteriologie an die Universität Warschau zurück. 1933 ging sie zurück nach Tunis und wurde in Frankreich eingebürgert. Im Institut Pasteur arbeitete sie bis zum französischen Rückzug aus Tunesien. Während des Zweiten Weltkriegs beherbergte sie polnische und französische Emigranten, unter ihnen André Gide.

54 Papst Pius XI., Achille Ratti (1857–1939), hielt sich zwischen 1918 und 1921 zunächst als Apostolischer Visitator und ab 1919 als Nuntius in Polen auf.

Ludwik Fleck

Ludwik Fleck (siehe Abbildung 26) musste 1914 mit Beginn des Ersten Weltkriegs sein Medizinstudium unterbrechen, um als Arzt Militärdienst in der k. und k. Armee zu leisten. Nach einer kurzen militärischen Ausbildung in Wien diente er im Rang eines Hauptmanns. Einzelheiten seiner Tätigkeit im Militärdienst sind nicht bekannt. Wahrscheinlich wurde er mit vielen Fleckfieberfällen konfrontiert, was ihn motivierte, mit Rudolf Weigl Kontakt aufzunehmen. Nachdem Weigl die Leitung des Labors in Przemyśl übernommen hatte, wurde Fleck 1919 sein erster Assistent. Weigls Vorbild liess Fleck im Laufe seiner Assistenzzeit zum Bakteriologen und Serologen werden. Gemeinsam verlegten sie das Labor von Przemyśl nach Lemberg an die Universität. In dieser Zeit besuchte Fleck regelmässig das «Schottische Café», wo er die dort tagende Runde der Mathematiker kennenlernte und sich im Laufe der Zeit mit den Mitgliedern Hugo Steinhaus, Kazimierz Twardowski und Leon Chwistek anfreundete (siehe S. 52).

Fleck begann in Weigls Labor die experimentelle Arbeit an seiner Dissertation, die von Wladimir Sieradzki[55] betreut wurde. Er entwickelte einen Hauttest zum Nachweis von Fleckfieber, der ähnlich der Tuberkulinprobe zum Nachweis der Tuberkulose angewendet werden sollte. Dabei wird ein verdünntes Antigen der Bakterien in die Haut gespritzt. Treten an dieser Stelle in der Haut nach etwa einer Woche eine Rötung und Schwellung auf, wird diese allergische Reaktion als Hinweis auf eine beim Patienten bestehende Tuberkulose angesehen. Bei Flecks Versuchsansatz wird eine geringe Menge (0.2µg) eines Extrakts aus dem Bakterium Proteus OX-19 (siehe S. 33; ein Stamm des Bakteriums Proteus vulgaris)[56] in die Haut gespritzt. Anders als beim Tuberkulintest ruft diese Injektion bei nicht an Fleckfieber erkrankten Personen eine leichte, lokale Entzündungsreaktion hervor, die bei Patienten mit

55 Wladimir Sieradzki (22. 10. 1870–4. 7. 1941), polnischer Rechtsmediziner, Professor an der Lemberger Universität. Er gehörte zu den von den deutschen Besatzern im Juli 1941 ermordeten Professoren der Universität Lemberg.

56 *Proteus vulgaris*, ein gramnegatives, stäbchenförmiges Bakterium der Gattung Proteus, das im Darm von Menschen und Tieren vorkommt, aber auch eine Rolle als Krankheitserreger bei Infektionen (zum Beispiel Harnwegsinfektionen oder Lungenentzündungen) spielen kann.

Abb. 26: Ludwik Fleck.

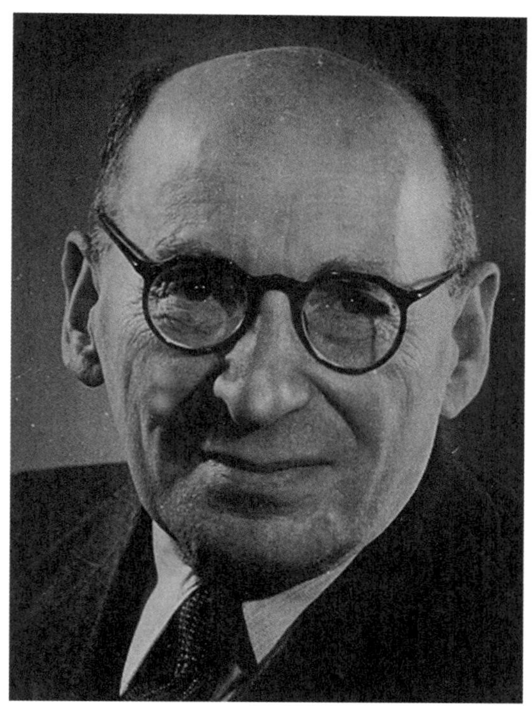

Fleckfieber hingegen nicht auftritt. Fleck bezeichnete die Reaktion als «Exanthin»-Reaktion (Fleck, 1931b). Zur Herstellung einer Fleckfiebervakzine führte er ein weiteres Forschungsprojekt durch, das einen anderen Weg zur Vakzineherstellung verfolgte als Weigls Vorgehen. Fleck isolierte ein im Harn von Fleckfieberpatienten ausgeschiedenes, gegen *Rickettsia prowazekii* gerichtetes Antigen über Tierpassagen und verwendete dieses zur Herstellung eines Impfserums gegen Fleckfieber (Fleck und Hescheles, 1931). Diese Experimente führten zum Kontakt mit Jakob Karl Parnas,[57] Professor für medizinische Chemie an der Univer-

57 Jakob Karl Parnas (14. 1. 1884–29. 1. 1949), geboren in Tarnopol, Galizien, nach der Absolvierung des Gymnasiums in Lemberg bis 1904 Studium der Chemie an der TH Charlottenburg. Dissertation bei Richard Willstätter an der ETH Zürich, danach Assistent bei Franz Hofmeister in Strassburg und Adolf von Bayer in München. Er habilitierte 1913. 1914 konnte er eine zugesicherte Stelle in Cambridge kriegsbedingt nicht antreten und kehrte nach Strassburg zurück. Ab 1920 war er Professor für Medizinische Chemie an der Universität Lemberg. Nach der deutschen Okkupation verliess er 1941 Lemberg und arbeitete an der Sowjeti-

sität Lemberg, und über diesen zur Lemberger Pharmafirma Laokoon[58] (Jaenicke, 2008). Die Firma zeigte jedoch kein Interesse an einer kommerziellen Verwertung von Flecks Verfahren.

Im Jahr 1923 heiratete Ludwik Fleck Ernestyna Waldmann, eine Kollegin, die er in Weigls Labor kennengelernt hatte. Im Dezember 1924 kam ihr Sohn Ryszard zur Welt. Der wachsende verdeckte Antisemitismus an der Universität zeigte Fleck 1923, dass er sich in Lemberg keine Hoffnungen auf eine akademische Karriere machen konnte. Er verliess die Universität und gründete mithilfe eines Teils der Mitgift seiner Frau ein kleines, privates bakteriologisches Laboratorium in seiner Privatwohnung an der Zielona-Strasse. Fleck und Weigl setzten ihre intensive wissenschaftliche Zusammenarbeit fort.

Gleichzeitig übernahm er eine Stelle im bakteriologisch-chemischen Labor der Abteilung Innere Medizin am Allgemeinen Krankenhaus in Lemberg. Im Jahr 1925 wechselte er an das bakteriologische Labor der Abteilung für Haut- und Geschlechtskrankheiten des Staatlichen Krankenhauses in Lemberg. Dort konnte sich Fleck nicht mehr ausschliesslich der Fleckfieberforschung widmen. Zu seinen täglichen Aufgaben gehörten diagnostische Untersuchungen auf andere bakterielle Infektionen wie zum Beispiel Syphilis (*Treponema pallidum ssp. pallidum*) oder Streptokokken. Eine Diagnose von Syphilis war durch das vielfältige klinische Erscheinungsbild, insbesondere durch das Auftreten von Symptomen an verschiedenen Organen und auch am Gehirn und Rückenmark, eine Herausforderung für Ärzte. Die Entwicklung eines Verfahrens zur Diagnose anhand von Blutproben oder in der Rückenmarksflüssigkeit stellte zu Beginn des 20. Jahrhunderts einen grossen Fortschritt dar.

schen Medizinakademie in Moskau. 1949 wurde er im Rahmen stalinistischer Verfolgung jüdischer Ärzte verhaftet und vermutlich liquidiert.

58 Dr. G. Henning Chemisch-Pharmazeutische Werke «Laokoon» A.-G. in Lemberg, gegründet 1929 von Georg Henning (1863–1945) gemeinsam mit der polnischen Firma Zaklady Chemiczne, die bereits seit 1918 unter dem Namen Laokoon existierte. Die Verbindung mit den Dr. G. Henning Chemisch-Pharmazeutischen Werken wurde 1939 von einem polnischen Gericht aufgelöst, da die Firma einen neu ernannten deutschen Teilhaber ablehnte. Nach der deutschen Besetzung Lembergs im Jahr 1941 baute Henning die Firma Laokoon wieder auf. Sie bestand bis zur sowjetischen Besetzung im Jahr 1944 und wurde dann verstaatlicht (Wu, 2018).

injizierte er mit einer fein ausgezogenen Glaspipette in den Anus nicht erregertragender Läuse (siehe Abbildungen 24–25), deren Länge etwa 3 mm beträgt. In diesen behandelten Läusen vermehrten sich die Erreger im Darmepithel. Zu ihrer Ernährung konnten sie wieder an «Läusefütterern» Blut saugen. So gelang es Weigl als Erstem, die Erreger in grösserem Stil zu vermehren und zu isolieren.

Weigls Veröffentlichung von 1920 (Weigl, 1920) enthält keinen Hinweis auf die Möglichkeit, die Methode als Grundlage zur Herstellung eines Impfstoffes einzusetzen. Dies wurde jedoch in einem im gleichen Jahr in polnischer Sprache erschienenen Bericht in der ersten Ausgabe des Hausmagazins des Staatlichen Epidemiologischen Zentralinstituts in Warschau erwähnt. Ein internationales, nicht polnisch- oder deutschsprachiges Publikum erfuhr von Weigls Erfolgen erst durch Erwähnung in zwei Veröffentlichungen von Bacot (1922a, b). Der britische Entomologe Arthur W. Bacot (1886–1922) besuchte Polen im Jahr 1920 als Mitglied der Delegation der «Interallied Medical Commission» der «Rot-Kreuz Gesellschaften», die die dort herrschende Fleckfieberepidemie untersuchen sollte.

Bacot nahm die Gelegenheit zu eigenen Experimenten in Weigls Labor wahr und erlernte dessen Methoden. Die Kommunikation zwischen Weigl und Bacot war schwierig, da keiner die Sprache des anderen sprach. Trotz dieser Hürden konnte Bacot Weigls Methode nach England mitnehmen, um dort weitere sehr erfolgreiche Versuche mit Läusen und *Rickettsia prowazekii* durchzuführen. Bacot wurde als Rickettsienforscher bekannt und erhielt 1922 eine Einladung nach Ägypten, um das dort grassierende Fleckfieber zu studieren. Dabei zog er sich eine Fleckfieberinfektion zu, an der er verstarb (Greenwood and Arkwright, 1924).

In einem erweiterten Nachruf für Rudolf Weigl hat Hermann Eyer[51] 1967

51 Hermann Eyer (1906–1997), Chemiker und Arzt, der später als Hygieniker und Mikrobiologe unter anderem von 1957 bis 1974 das Max-von-PettenkoferInstitut an der Universität München leitete. Als Mitglied der SA und der NSDAP begann er seine Karriere am Robert-Koch-Institut in Berlin in der Abteilung Virusforschung. Dort begannen seine Arbeiten über Fleckfieber. Nach der deutschen Besetzung Polens leitete er von Oktober 1939 bis 1944 als Oberstabsarzt das «Institut für Fleckfieber- und Virusforschung des Oberkommandos des Heeres (OKH)» in Krakau. 1941 wurde Rudolf Weigls Institut in Lemberg dem Institut in Krakau angegliedert.

August von Wassermann,[59] Albert Neisser[60] und Carl Bruck[61] gelang es im Jahr 1906, ein derartiges Verfahren auf der Basis einer Komplementbindungsreaktion zu entwickeln, das als «Wassermann-Reaktion» in die Literatur einging. Nach anfänglicher Kritik und Zweifeln an der Spezifität der Reaktion wurde diese Methode schliesslich weltweit anerkannt und erfolgreich zum Nachweis von Syphilis angewendet. Erst 15 Jahre später gelang es, die wissenschaftliche Grundlage der «Wassermann-Reaktion» aufzuklären. Durch die Reaktion wurden nicht wie ursprünglich angenommen Antikörper gegen den Syphilis-Erreger nachgewiesen, sondern in einer Kreuzreaktion Antikörper gegen körpereigene Substanzen (Lipoide) eines Patienten, die jedoch im Verlauf der Syphilis auftreten können. Fleck verwendet diese Reaktion in seinem Privatlabor und beginnt die Entstehungsgeschichte der «Wassermann-Reaktion» in einer Publikation zu durchleuchten und sie wissenschaftstheoretisch zu interpretieren.[62] Er schliesst den Artikel mit folgender Aussage: «Wenn wir nun die wissenschaftliche Entdeckung beschreiben als das Wahrnehmen einer neuen Gestalt, einer neuen Ganzheit oder eines neuen Inhalts, immer dort, wo es bislang nur sinnloses Chaos gegeben hat, dann ist ihre Entstehung auf zwei Wegen möglich gewesen: entweder (1) als ein Ausdruck im wissenschaftlichen Stil irgendeiner mehr oder weniger unklaren Präidee, die spontan entstand, oder (2) auf dem Weg der beschriebenen Verdichtung irgendeines Gedankens aufgrund sei-

59 August von Wassermann (1866–1925), deutscher Bakteriologe und Immunologe, Assistent von Robert Koch.

60 Albert Neisser (1855–1916), deutscher Dermatologe und Bakteriologe, entdeckte den Erreger der Gonorrhoe (Tripper). Er leitete 1906/1907 eine Expedition nach Java, bei der Affen experimentell mit Syphilis infiziert wurden. Einer der Teilnehmer bei der Expedition war Stanislaus von Prowazek, der dort Chlamydien als Erreger des Trachoms (Augeninfektion) erkannte.

61 Carl Bruck (1879–1944), deutscher Arzt und Dermatologe, Assistent von Robert Koch. Durch die nationalsozialistischen Rassengesetze musste er 1935 seine Stelle aufgeben. Gemeinsam mit seiner Frau nahm er sich 1944 das Leben, um der bevorstehenden Deportation ins Konzentrationslager zu entgehen.

62 Der Titel der Publikation in Polska Gazeta Lekarska, 13, 1934, 10–12, 181–183, 203–205, lautet: «Wie entstand die Bordet-Wassermann Reaktion und wie entsteht eine wissenschaftliche Entdeckung?»; wiederabgedruckt in Ludwik Fleck, Denkstile und Tatsachen, Gesammelte Schriften und Zeugnisse (Suhrkamp Taschenbuch Wissenschaft Nr. 1953). Hg. v. S. Werner, K. Zittel. Suhrkamp, Berlin 2001.

ner Wanderung innerhalb eines Kollektivs.» Dies ist eine der Publikationen, die als direkte Vorarbeiten für Flecks späteres Hauptwerk «Über einige spezifische Merkmale des ärztlichen Denkens» anzusehen ist. Seine wissenschaftstheoretischen Überlegungen diskutierte er unter anderem mit Kazimierz Twardowski aus dem Kreis der Lemberger Mathematiker und Philosophen.

Im Jahr 1927 hielt sich Fleck mit einem Stipendium während eines mehrwöchigen Studienaufenthalt am Institut für Serumtherapie der Universität Wien bei Rudolf Kraus auf. Fleck hatte die Chance, bei diesem hervorragenden Bakteriologen und Serologen zu studieren, kurz bevor dieser für den Rest seines Lebens (Kraus starb 1932) Leiter des gesamten Sanitätswesens in Chile wurde. Dass Fleck in dieser Zeit möglicherweise durch Vermittlung Twardowskis Kontakt zum «Wiener Kreis»[63] hatte, ist nicht belegt. Er nutzte diese Zeit auch zu Besuchen am Institut Pasteur in Paris und am Paul-Ehrlich-Institut in Frankfurt. Wieder zurück in Lemberg übernahm er die Leitung des bakteriologischen Laboratoriums der städtischen Krankenkasse. Dort fand er im Kinderarzt Franciszek Groër[64] (siehe S. 78), einem Freund von Rudolf Weigl, einen hilfreichen Mentor.

In den Jahren 1936–1939 duldete die polnische Regierung einen Anstieg von antisemitischen Ausschreitungen durch antijüdische Vereine und Agitation einer antisemitischen Presse mit der Begründung der Verteidigung polnischer Interessen (Besier und Stoklosa, 2010). Im Vorfeld dazu wurde Fleck 1935 im Rahmen einer Säuberungsaktion entlassen und musste sich danach bis zur sowjetischen Besatzung Lembergs im Jahr 1939 auf die Tätigkeit in seinem privaten Labor konzentrieren.

Joseph Roth verband die antisemitischen Ausschreitungen mit schlimmsten Befürchtungen. «Im Winter 1937 kommt er zum letzten Mal

63 Der Wiener Kreis des Logischen Empirismus war eine Gruppe Intellektueller aus den Bereichen der Philosophie, der Naturwissenschaften, Sozialwissenschaften, der Mathematik und Logik, die sich von 1924 bis 1936 unter der Leitung von Moritz Schlick regelmässig in Wien traf. Zum engeren Kreis der Gruppe zählten neben Schlick Hans Hahn, Philipp Frank, Otto Neurath, Rudolf Carnap, Herbert Feigl, Richard von Mises, Karl Menger, Kurt Gödel, Friedrich Waismann, Felix Kaufmann, Victor Kraft und Edgar Zilsel (Sigmund, 2015).

64 Franciszek Groër (19. 4. 1887–6. 2. 1965), polnischer Kinderarzt, Professor an der Jan-Kazimierz-Universität in Lemberg, Direktor des Instituts für Mutter und Kind in Warschau. Groër war eine höchst kultivierte Person, sprach acht Sprachen und leitete für kurze Zeit die Oper in Lemberg.

in seine Heimat, während einer Vortragsreise, zu der er vom polnischen PEN-Club eingeladen worden war. Roth sprach in Lemberg über den Aberglauben an den Fortschritt und genoss trotz seiner Niedergeschlagenheit wegen der politischen Entwicklung in Europa das Wiedersehen mit Freunden und Verwandten, die Begeisterung seiner Leser – denn er war im Polen der Zwischenkriegszeit ein viel übersetzter und gefeierter Autor – und schliesslich die slawische Gastfreundschaft. Er verkehrte gern in den literarischen Salons Lembergs, die dem Internationalismus der Stadt ein beredtes Zeugnis ausstellten. Im Salon von Frau Lusia, wohin man ‹Gäste ohne National-, Konfessions- oder Klassenunterschied› einzuladen pflegte, vergegenwärtigte Roth, dass er sich in einer noch heilen und dadurch ahnungslosen Welt befand. Er staunte, dass sich unter den Anwesenden so viele Polen befanden, die jüdische Freunde besassen, die ‹Arier›-Lehre verachteten und in einem jüdischen Salon verkehrten [...] Die Juden und Polen empörten sich solidarisch, als Roth sich fast mit Rührung an den alten Wiener Antisemitismus eines Dr. Lueger erinnerte, der um so viel harmloser gewesen war als das, was gegenwärtig im Dritten Reich geschah. Er ermahnte sie wegen dieser Ahnungslosigkeit mit den Worten: ‹Euch Juden muss es hier ganz gut gehen, wenn ihr so denkt und die alte Operette mit dem in eine Reihe stellt, was heute passiert. Ihr wisst einfach nicht einzuschätzen, was geschieht.› [...] Roth [...] erklärte: ‹Ich versichere euch, meine Freunde, dass dies ein letztes Fest dieser Art in Europa ist.› Einer der Lemberger protestierte zuversichtlich: ‹Nein, es ist eine Vorwegnahme der Zukunft, es ist ein Salon der Zukunft!› Leider sollte der Jesajas-Roth Recht behalten.» (Kłańska 1993).

Bereits in den 1920er Jahren begann Fleck seine wissenschaftstheoretischen und -philosophischen Gedanken zu vertiefen. Er veröffentlichte 1927 in der polnischen Zeitschrift «Wiadomosci lekarski» (= Medizinische Nachrichten) einen ersten einschlägigen Text mit dem Titel: «Über einige spezifische Merkmale des ärztlichen Denkens».[65] Im Jahr 1935 erschien sein philosophisches Hauptwerk «Entstehung und Entwicklung einer wissenschaftlichen Tatsache. Einführung in die Lehre vom Denkstil und Denkkollektiv» im Benno-Schwabe-Verlag in Basel. Nach Flecks

65 In Ludwik Fleck, Denkstile und Tatsachen, Gesammelte Schriften und Zeugnisse (Suhrkamp Taschenbuch Wissenschaft Nr. 1953). Hg. v. S. Werner, K. Zittel. Suhrkamp, Berlin 2001.

Auffassung entwickelt sich wissenschaftlicher Fortschritt aus der Arbeit in einem Denkkollektiv und weniger als Leistung einzelner «herausragender» Forscher. Damit entwickelte er für den Bereich der Mikrobiologie einen Gegenentwurf zu dem in der damaligen Zeit sehr populären Buch «Microbe Hunters» von Paul de Kruif,[66] das 1926 erschienen war. Einen Entwurf zu seinem Werk sandte Fleck bereits im September 1933 mit der Bitte um Begutachtung und Vorschlag des Manuskripts für die Teilnahme am «Preisausschreiben der Soziologischen Gesellschaft und der Philosophischen Gesellschaft» an den führenden Kopf des Wiener Kreises Moritz Schlick (1882–1936).[67] Dieser antwortete auf Flecks Post erst nach sechs Monaten im März 1934. Höflich, aber bestimmt lehnt er Flecks Anliegen ab und geht inhaltlich nicht auf Flecks Ideen ein.[68] Schlick hatte keine Zeit, sich mit Flecks Anfrage zu befassen, da in dieser Zeit die sich zuspitzende politische Situation Österreichs im Laufe des Austrofaschismus seine Kräfte völlig absorbierte. Im Februar 1934 wurde über Österreich das Standrecht verhängt und in der Folge der «Verein Ernst Mach», das Zentrum des Wiener Kreises mit dem Obmann Schlick, verboten. Als Begründung nannten die Behörden, dass dieser Verein für die nun verbotene Sozialdemokratische Partei tätig gewesen sei (Sigmund, 2015).

Fleck pflegte intensiveren Kontakt zu Hugo Steinhaus, einem Mitglied des Lemberger Mathematikerzirkels (siehe S. 52), seit er Steinhaus' schwer erkrankte Tochter in seinem Privatlabor eingehend untersucht hatte. Steinhaus und er diskutierten aber auch die Interpretation von bei Analysen auftretenden statistischen Fragen und publizierten die Resultate (Fleck und Altenberg, 1931a).

Nach der sowjetischen Besetzung Lembergs und der Bildung der Ukrainischen Sowjetrepublik im September 1939 wurde Fleck Direktor des Städtischen Hygieneinstituts. Im darauffolgenden Jahr 1940 konnte er als Dozent am Lehrstuhl für Mikrobiologie der Universität in Lemberg

66 Paul Henry De Kruif (2. 3. 1890–28. 2. 1971), amerikanischer Mikrobiologe. Sein berühmtestes Buch, «Microbe Hunters», war für lange Zeit ein Bestseller und eine Inspiration für viele junge Wissenschafter.

67 Vgl. Anm. 63.

68 Briefwechsel Fleck-Schlick in Ludwik Fleck, Denkstile und Tatsachen, Gesammelte Schriften und Zeugnisse (Suhrkamp Taschenbuch Wissenschaft Nr. 1953). Hg. v. S. Werner, K. Zittel. Suhrkamp, Berlin 2001, 561–565.

beginnen. Daneben arbeitete er sehr eng mit dem dortigen «Mutter-und-Kind-Institut» zusammen, das auf sowjetische Vorbilder zurückgeht und von Franciszek Groër (siehe S. 78) geleitet wurde.

Akt 4: Lemberg im Zweiten Weltkrieg

Im Frühjahr und Sommer 1939 endete auch für Lemberg der seit Ende des Ersten Weltkriegs andauernde relative Frieden in Europa. Deutschland hatte am 15. März 1939 den nach dem Münchner Abkommen von 1938 noch verbliebenen Rest der Tschechoslowakei besetzt. Am 28. April 1939 kündigte die deutsche Seite den deutsch-polnischen Nichtangriffspakt auf. Zögerliche britisch-französisch-sowjetische Verhandlungen über einen Frieden in Europa blieben ergebnislos. So konnte in der Nacht des 24. August 1939 der deutsche Aussenminister von Ribbentrop mit dem sowjetischen Aussenkommissar Molotow in Moskau in Anwesenheit von Stalin einen deutsch-sowjetischen Nichtangriffspakt unterzeichnen. Die Nachricht erreichte Hitler auf dem Obersalzberg, wo er sich mit seiner Entourage aufhielt. Er bat die dort anwesenden Damen, sich festlich zu kleiden, und liess Sekt und Kaviar zur Feier des Ereignisses servieren (Görtemaker, 2019).

Am 1. September 1939 erfolgte der deutsche Angriff auf Polen. Die sowjetischen Truppen erhielten ihren Marschbefehl erst am 17. September 1939 und besetzten wie im Nichtangriffspakt vereinbart Ostpolen. Die polnische Regierung und Tausende von Polen, Militärs und Zivilisten, flohen über den letzten freien Korridor in südlicher Richtung nach Rumänien (Pospischil und Häsler, 2016). Auf verschiedenen Umwegen gelangten viele der Flüchtlinge zuerst nach Frankreich und später nach England, wo eine polnische Exilregierung unter der Leitung von Władysław Raczkiewicz (1885–1947) gebildet wurde. Zum Ministerpräsidenten und Oberkommandierenden der Exilarmee ernannte der neue Präsident den Offizier Władysław Sikorski (1881–1943).

Der deutsche Vormarsch nach Osten erfolgte sehr rasch. Die 1. Gebirgsjägerdivision der deutschen Wehrmacht, auch «Edelweiss-Division» genannt, begann unter dem Befehl von Generalmajor Ludwig Kübler[69] mit

69 Kübler (1889–1947) gilt als Organisator der Gebirgstruppe und fiel 1942 bei Hitler in Ungnade, weil er die in ihn gesetzten Erwartungen als Armeeführer nicht erfüllte. Danach befehligte er Verbände in der Partisanenbekämpfung. Im Mai 1945 geriet er in jugoslawische Kriegsgefangenschaft und wurde wegen seiner

der Belagerung Lembergs. Dazu erliess der Kommandeur am 10. September 1939 den Befehl zur «Sturmfahrt auf Lemberg». Am 12. September 1939 erreichte die deutsche Wehrmacht Lemberg und konnte die Stadt einschliessen. Der am 19. September erteilte Befehl zum Angriff auf Lemberg kam nicht mehr zur Ausführung. Die Stadt wurde vereinbarungsgemäss den sowjetischen Einheiten übergeben. Die Mehrzahl der in der Stadt befindlichen polnischen Einheiten wurde von den Sowjets verhaftet und in Straflager verbracht. Viele der polnischen Offiziere wurden im folgenden Jahr in Katyn heimlich liquidiert.

In den ersten Wochen und Monaten nach dem sowjetischen Einmarsch in Lemberg waren die Verhältnisse für die Bewohner durchaus erträglich. Erst nach und nach verhaftete der NKWD[70] polnische Bewohner, ukrainische Nationalisten und jüdische Bürger, denen man antikommunistische Aktivitäten und «konterrevolutionäre Verbrechen» vorwarf.

Rudolf Weigl setzte seine Tätigkeit am Institut des nun sowjetisch besetzten Lemberg relativ unbehelligt fort. Weigl versuchte alles ihm Mögliche, um die systematische Deportation von Mitarbeiterinnen und Mitarbeitern in sowjetische Lager oder nach Kasachstan durch den NKWD zu verhindern. Kurz nach dem Beginn dieser Aktionen erhielt er Besuch vom ersten Sekretär der Ukrainischen Kommunistischen Partei Nikita Chruschtschow (1894–1971), der ihm vorschlug, als Direktor ein Institut der Russischen Akademie der Wissenschaften in Moskau zur Erforschung von Fleckfieber zu übernehmen. Weigl lehnte dieses Angebot höflich ab, konnte aber bei den Gesprächen durch den Hinweis auf eine Steigerung der Impfstoffproduktion eine Beendigung der Deportation von Mitarbeitenden aus seinem Institut (Szybalski, 2003) und eine Vergrösserung des Instituts durch die Angliederung des Gebäudes des benachbarten Mädchengymnasiums erreichen. Die Zeit der sowjetischen Herrschaft in Lemberg dauerte bis zum 22. Juni 1941 an.

auf dem Balkan begangenen Kriegsverbrechen zum Tode durch den Strang verurteilt und hingerichtet.

70 Das Innenministerium der UdSSR (NKWD, später MWD) ist nach der Oktoberrevolution 1917 in Sowjetrussland entstanden, zeitweise wurde von ihm die Aufgabe einer politischen Geheimpolizei wahrgenommen.

Ein wichtiger Teil der Molotow-Ribbentrop-Vereinbarung vom August 1939 war das auf Initiative der Sowjetunion unterzeichnete geheime Zusatzprotokoll, das unter anderem die zukünftige Aufteilung Polens, des Baltikums und Bessarabiens in deutsche und sowjetische Interessensphären für den Fall festlegte, dass es zu «territorial-politischen Umgestaltungen» kommen sollte. Dieser Fall war mit dem Überfall der deutschen Wehrmacht auf die Sowjetunion am 22. Juni 1941 obsolet geworden. Bereits am 30. Juni 1941 erreichten die deutschen Truppen unter der Führung der 1. Gebirgsjäger-Division «Edelweiss» Lemberg. Die überraschten sowjetischen Einheiten hatten die Stadt kurz zuvor mehr oder weniger kampflos verlassen, nicht ohne vor ihrem Abzug fast alle Insassen der Gefängnisse, zumeist politische Gefangene, ermordet zu haben. Die ukrainische Bevölkerung begrüsste die deutschen Truppen als Befreier. Auch eine Mehrheit der polnischen Bevölkerung war über den Einmarsch deutscher Truppen erfreut. Die Lemberger Juden verhielten sich ruhig und blieben in ihren Wohnungen. Wenige Tage nach dem Einmarsch deutscher Truppen begann in Lemberg ein Pogrom an der jüdischen Bevölkerung, das von den deutschen Besatzern begünstigt wurde, vom 30. Juni bis zum 4. Juli andauerte und etwa 4000 Todesopfer forderte.

Auch die polnische Bevölkerung Lembergs blieb nicht von Verfolgung verschont. In der Nacht vom 3. auf den 4. Juli 1941 holten Einsatzgruppen der Gestapo[71] und des SD,[72] die nach der kämpfenden Truppe nach Lemberg vorstiessen, unter dem Kommando von SS-Brigadeführer Eberhard Schöngarth (1903–1946) 52 polnische Professoren, mit Ausnahme von Kazimierz Bartel (Professor an der Technischen Hochschule und ehemaliger Premierminister der Republik Polen), und Wissenschaftler aus ihren Wohnungen. Die Verhafteten, Mitglieder der Lemberger Universität, der

71 Die Geheime Staatspolizei war ein kriminalpolizeilicher Behördenapparat und die politische Polizei in der Zeit von 1933 bis 1945.

72 Der Sicherheitsdienst des Reichsführers SS (SD) war ein Teil des Machtapparates in der Zeit des Nationalsozialismus im Deutschen Reich und während des Krieges im besetzten Europa. Er wurde 1931 als Geheimdienst der NSDAP beziehungsweise der ihr zugehörigen SS gegründet und unterstand ab 1939 dem Reichssicherheitshauptamt (RSHA). Er wurde gezielt zur Bekämpfung und Vernichtung politischer Gegner und zur Einschüchterung der Bevölkerung eingesetzt.

Technischen Hochschule, des Staatlichen Krankenhauses und der Akademie für Veterinärmedizin, waren alle auf vorbereiteten Fahndungslisten verzeichnet. Ebenfalls verhaften wurden Ehefrauen, Söhne über 18 Jahre, zufällig anwesende Personen und Bedienstete. Nach kurzen Verhören erschoss man die Männer. Einziger Überlebender war Prof. Franciszek Groër, Kinderarzt an der Medizinischen Fakultät der Universität. Die Aktion war Teil eines Programms zur Vernichtung der polnischen Intelligenz. Dieses Verbrechen gegen die polnische nationale Elite hat im polnischen Nationalbewusstsein einen ähnlich hohen Stellenwert wie die Massaker der sowjetischen Behörden an polnischen Soldaten in Katyn.

Fleckfieberforschung in Deutschland

In Deutschland wurde zu Beginn des Zweiten Weltkriegs kaum Fleckfieberforschung betrieben, da die Krankheit seit den 1920er Jahren aus Deutschland verschwunden war. Es gab auch kaum geeignetes wissenschaftliches Personal, das gegen Fleckfieber immun war und damit in der Lage gewesen wäre, entsprechende Laborarbeiten durchzuführen. Vergleicht man die Anzahl der wissenschaftlichen Aufsätze in der deutschen Fachliteratur zum Thema Fleckfieber der 20er und 30er Jahre mit Veröffentlichungen zu anderen Forschungsgebieten, so ist festzustellen, dass die Fleckfieberforschung in Deutschland das Schlusslicht bildet. Auch auf den wissenschaftlichen Tagungen der Mikrobiologen spielte das Fleckfieber keine Rolle: In den Berichten zu den Jahrestagungen der «Deutschen Vereinigung für Mikrobiologie» von 1932, 1935, 1937 und 1939 wird Fleckfieber kaum thematisiert (Werther, 2004).

Man betrachtete das Fleckfieber als eine Erkrankung minderwertiger Rassen, die Deutschen nichts anhaben konnte; auch als «Judenfieber» bezeichnete man es (Weindling, 1995). Dies belegen grosse Plakate, die kurz nach der Besetzung von Lemberg auftauchten und mit denen die deutschen Besatzer verkündeten, dass die Juden Träger der Fleckfieberbakterien und mit infizierten Läusen gleichzusetzen seien (siehe Abbildung 27).

Die deutsche Wehrmacht begann ihren Angriffskrieg, ohne für das im Osten grassierende Fleckfieber gerüstet zu sein. Besser vorbereitet war

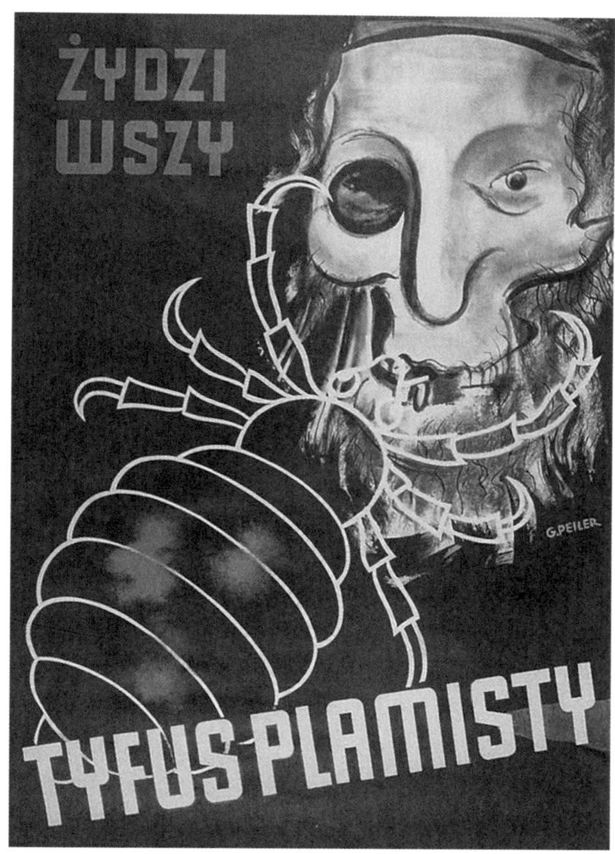

Abb. 27: Deutsches Plakat mit dem Hinweis: «Juden, Läuse, Fleckfieber».

man für andere Krankheiten, wie zum Beispiel Gasödem *(Clostridium perfringens),* das auf Kriegsschauplätzen in Spanien, China und Japan beobachtet worden war.

Der zum Robert-Koch-Institut abkommandierte Stabsarzt Hermann Eyer (siehe S. 61) begleitete im Auftrag der Wehrmacht den italienischen Feldzug in Abessinien. Daraus kann man schliessen, dass sich das Oberkommando des Heeres und die Heeressanitätsverwaltung bei Kriegseinsätzen befreundeter Armeen über die Seuchensituation und mögliche Medikamente informierten (Werther, 2004).

Erst in den späten 1930er Jahren begannen verschiedene deutsche Institute, wegen eines sich abzeichnenden Kriegs im Osten sich der Herstellung von Fleckfiebervakzinen zu widmen, dazu zählten das Frankfurter Institut für experimentelle Therapie (heute Paul-Ehrlich-Institut) unter der Leitung von Richard Otto (1872–1952), das Robert-Koch-Institut in Berlin, das 1942 zum Reichsinstitut für Seuchenbekämpfung ernannt wurde und unter der Leitung von Eugen Gildemeister[73] stand, das Hamburger Tropeninstitut unter der Leitung von Peter Mühlens[74] und später Ernst Georg Nauck.[75] Die «Gefährdungsmöglichkeit der deutschen Truppenverbände» veranlasste die Heeressanitätsinspektion (HSan) der Wehrmacht, «im unmittelbaren Anschluss an die Beendigung der militärischen Auseinandersetzungen in Polen die sofortige und beschleunigte Inangriffnahme aller zur Fleckfieberimpfstoffherstellung erforderlichen Arbeiten anzuordnen». Mit der Leitung des bereits 1939 nach der Besetzung Polens in Krakau eingerichteten «Instituts für Fleckfieber und Virusforschung des OKH (Oberkommando des Heeres)» wurde bis 1944 Oberstabsarzt Hermann Eyer betraut. Nach und nach konnte er das Institut in Krakau erheblich ausbauen.

Die «Kronen Zeitung» konnte sich auf Einladung des OKH im Januar 1941 über das «Institut für Fleckfieber und Virusforschung» vor Ort informieren und berichtete darüber am Dienstag, dem 4. Februar 1941, un-

73 Eugen Gildemeister (1878–1945), deutscher Bakteriologe, Präsident des Robert-Koch-Instituts (RKI), war massgeblich an der Entscheidung und Planung von pseudomedizinischen Experimenten des RKI an Häftlingen in den Konzentrationslagern Buchenwald, Natzweiler, Sachsenhausen und Dachau beteiligt. Gildemeister und sein Mitarbeiter Eugen Haagen waren mit der Gewinnung eines Fleckfieberimpfstoffes befasst und konkurrierten dabei mit anderen Herstellern. Gildemeister überwachte am 3. März 1942 die Infizierung von 145 Häftlingen in der Fleckfieberversuchsstation im KZ Buchenwald.

74 Peter Mühlens (1874–1943), Leiter des Bernhard-Nocht-Instituts für Schiffs- und Tropenkrankheiten. Nachdem im Dezember 1941 im KZ Neuengamme eine Fleckfieberepidemie ausgebrochen war, beantragte Mühlens im Januar 1942 brieflich bei Heinrich Himmler, für Forschungen an Medikamenten gegen Fleckfieber Menschenversuche an Häftlingen in Neuengamme durchführen zu dürfen. Dem Antrag wurde stattgegeben, und Mediziner des Tropeninstituts führten Versuche in Neuengamme und später nach Langenhorn verlegten Häftlingen durch.

75 Ernst Georg Nauck (1897–1967), deutscher Tropenmediziner; während des Zweiten Weltkriegs übernahm er ab 1940 zeitweise die kommissarische Leitung des Staatlichen Instituts für Hygiene in Warschau. Im Rahmen dieser Tätigkeit rechtfertigte er mit seuchenhygienischen Argumenten die zwangsweise Ghettoisierung der polnischen Juden.

ter dem Titel «Auf Wache im Osten». Der Reporter bezeichnet die Lauszucht als ein «Pensionat mit allem Komfort für Läuse, [...] in dem über eine Million Läuse sorgsam gehegt und gepflegt werden» und schildert das experimentelle Vorgehen bei der Inokulation der Läuse und der Herstellung der Vakzine.[76]

Im Juni 1941 wurde Weigls Institut in Lemberg dem OKH angegliedert. Hermann Eyer und Weigl kannten sich seit 1938, als sie sich zeitweilig in Abessinien aufgehalten hatten. Eyer bewunderte Weigls Arbeiten und Erfolge. Daher liess er ihm in Lemberg grosse Freiheiten und intervenierte so wenig wie möglich (Szybalski, 2003). Das vergrösserte Institut für Fleckfieber und Virusforschung des OKH wuchs auf rund 1500 Mitarbeitende und entwickelte sich in dieser Zeit zu einem Ausbildungszentrum für Ärzte aus Japan, Italien, Rumänien, Ungarn, Finnland, Bulgarien, Spanien, der Türkei, der Schweiz und Schweden (Weindling, 1995).

Ebenso wie kurz zuvor die sowjetischen Behörden waren die deutschen Besatzer auf die von Weigl hergestellten wirksamen Fleckfiebervakzine angewiesen und verlangten von ihm für die Verwendung in der Armee eine deutliche Steigerung der produzierten Menge. Dazu stellten sie Weigl ein neues Gebäude zur Verfügung; seine Mitarbeiterinnen und Mitarbeiter waren vor Übergriffen der Gestapo und des SD weitgehend sicher. Es gelang ihm, zahlreichen Menschen (die Zahl wird auf mehrere Tausende geschätzt) das Leben zu retten, indem er ihre Arbeit als «kriegswichtig» bezeichnete. Unter den Angestellten befanden sich auch polnische Hochschulprofessoren, wie Stefan Banach, Bronisław Knaster und Władysław Orlicz. Diese Angestellten fütterten infizierte Läuse mit ihrem Blut. Weigl durfte durch eine spezielle Genehmigung Eyers ein Radio besitzen, was sonst bei Todesstrafe verboten war. Damit gelangte er an politische Informationen, die er mit vertrauenswürdigen Personen teilte und die er auch an die polnische Untergrundarmee übermittelte. Weigl gelang es auch, nach verschiedenen Ausbrüchen von Fleckfieber mehrere Vakzinelieferungen ins Warschauer Ghetto schmuggeln zu lassen. Dies geschah mit Billigung seines Vorgesetzten Hermann Eyer. Für den Schmuggel ins Warschauer Ghetto gab es verschiedene Wege: Handkarren von Beerdigungsgesellschaften, die Verstorbene zum Friedhof brachten und auf

76 Illustrierte Kronen Zeitung fürs deutsche Volk, 42. Jahrgang, Folge 14.747, S. 5; Wien, Dienstag, den 4. Februar 1941.

dem Rückweg mit Waren gefüllt waren. Auch die zahlreichen Abwasserkanäle waren Geheimwege, durch die Waren in das Ghetto gelangen konnten (Saletta, 2018).

Obwohl die Führung des Wehrmachtssanitätswesen nach den Erfahrungen im Ersten Weltkrieg das Fleckfieber als eine der gefährlichsten Kriegsseuchen einschätzte, gab es im Hinblick auf den geplanten Krieg keine vorausschauende Planung zur Bekämpfung möglicher Fleckfieberinfektionen. Man war sich sicher, mit Belehrung der Truppen in hygienischen Fragen und systematischer Entlausung der Soldaten einen ausreichenden Schutz vor den Krankheitsüberträgern, den Läusen, gefunden zu haben. Bereits im ersten Jahr nach Kriegsbeginn mit der Sowjetunion erkrankten mindestens 30 000 bis 40 000 Soldaten an Fleckfieber. Als Infektionsquelle vermutete man russische Kriegsgefangene und die endemisch infizierte Zivilbevölkerung (Neumann, 2006).

Ab Ende 1941 produzierte Eyers Institut unter Beteiligung von Weigls Abteilung in Lemberg rund 20 000 Impfstoffdosen pro Monat, die ausreichten, um rund 6500 Soldaten zu impfen. Im Osten waren aber etwa 5 Millionen Mann im Kriegsgebiet im Einsatz. Eine Steigerung der Produktion von Impfstoff war unumgänglich. Die Wissenschaftler der verschiedenen beteiligten Forschungsinstitute waren uneinig, welches die effizienteste Methode zur Vakzineproduktion in grossem Umfang sei. Folgende Verfahren waren zu dieser Zeit bekannt: eine Herstellung aus dem Dottersack des Hühnereis, aus infizierten Lungen von Kaninchen und das von Weigl seit Jahrzehnten etablierte Verfahren über Läuse. Es kam zu Auseinandersetzungen über die Verteilung der Vakzine. Hermann Eyer war der Ansicht, dass die in seiner Einrichtung hergestellten Vakzine nur zur Verwendung beim Heer bestimmt seien und beispielsweise nicht für die Luftwaffe oder für Zivilpersonen.

Die Fleckfieberforschungsstätte Behring-Institut Lemberg

Die Behringwerke, seit 1929 Teil der deutschen pharmazeutischen Industrie im Komplex der IG Farben, hatte nicht zuletzt auch ein wirtschaftliches Interesse, sich an einem Grossauftrag zur Herstellung von Fleckfiebervakzinen zu beteiligen. Durch den bereits 1929 erfolgten Aufkauf der Behringwerke hatte die IG Farben ihr Produktspektrum im Sera- und Impfstoffgeschäft erweitert. Die IG Farben stellte ihre Forschungsaktivitäten schon seit Anfang der 30er Jahre auf Kriegsaufgaben um, indem sie bei den Behringwerken Experimente mit Gasbrand, einer typischen Kriegsinfektion, startete. Ein Engagement der Behringwerke bei der Produktion von Fleckfieberimpfstoff war daher eine konsequente Weiterentwicklung.

Am 29. Dezember 1941 beschloss man an einer Besprechung im Reichsministerium des Inneren in Berlin unter Beteiligung des RKI-Präsidenten Gildemeister, des Reichsärzteführers Leonardo Conti,[77] von Vertretern der Heeressanitätsinspektion, des Generalgouvernements, der IG Farben und der Behringwerke (Robert Kudicke, Albert Demnitz) die Organisation der Produktion von Fleckfieberimpfstoff im grossen Massstab. Die Behringwerke sollten dafür in Lemberg eine neue Produktionsstätte zur Impfstoffproduktion nach dem Weigl-Verfahren errichten.

Die Regierung des Generalgouvernements war für die Bereitstellung von Gebäude und Räumen, die Behringwerke für die Einrichtung der Laboratorien zuständig, und das OKH sollte Weigl zur Etablierung der Methode dorthin abkommandieren. Zum Leiter des neuen Instituts wurde Richard Haas,[78] zum Produktionsleiter der Tierarzt Albert Dem-

77 Leonardo Conti (1900–1945), schweizerisch-deutscher Mediziner, Reichsgesundheitsführer, Chef der Reichsärztekammer, Leiter des Nationalsozialistischen Deutschen Ärztebundes (NSDÄB) und Leiter des Hauptamtes für Volksgesundheit. Von 1937 bis 1939 war er Präsident des Weltverbandes für Sportmedizin (Fédération Internationale de Médecine du Sport, FIMS). In der SS wurde er 1944 zum Obergruppenführer befördert.

78 Richard Haas (1910–1988), deutscher Mediziner, 1935 bis 1937 Assistent bei Emil Abderhalden an der Universität Halle, danach bei den Behringwerken in Marburg; seit 1933 SA-Mitglied, ab 1937 Mitglied der NSDAP; 1942 bis 1944 Leiter der Behringwerke in Lemberg. Haas kooperierte mit der Fleckfieberversuchsstation im KZ Buchenwald.

nitz[79] bestellt. Ein weiterer Tierarzt, Stabsveterinär Hans Sedlmeier,[80] wurde auf den 12. Mai 1942 zur Verwendung an die Fleckfieberforschungsstätte Behring-Institut Lemberg abkommandiert. Als Tierarzt, Bakteriologe, Hygieniker und Dozent der in der Kriegszeit geschlossenen tierärztlichen Fakultät der Universität München war er für diese Tätigkeit besonders geeignet. Zu seinen Aufgaben gehörte unter anderem auch die Betreuung der polnischen und jüdischen Läusefütterer, die zur Impfstoffproduktion eingesetzt wurden. Nach dem Zweiten Weltkrieg wurde Sedlmeier im Jahr 1952 Professor für Tierpathologie an der tierärztlichen Fakultät der Universität München. Einer seiner Schüler, Erwin Dahme, berichtet dass Sedlmeier in den 1950er Jahren in München von ehemaligen polnischen Läusefütterern besucht wurde, die sich bei ihm für die menschliche Behandlung im Lemberger Institut bedankten.[81]

79 Albert Demnitz (1892–1959), Studium der Veterinärmedizin in Dresden (1912–1919), ab 1923 Leiter der Veterinärmedizinischen Abteilung der Behringwerke; unter seiner Leitung beteiligten sich die Behringwerke als Teil der IG-Farbenindustrie ab 1942 in Zusammenarbeit mit dem Hygiene-Institut der Waffen-SS an Fleckfieberversuchen an Häftlingen im KZ Buchenwald. Von 1950 bis 1957 Honorarprofessor für Tierseuchentherapie der Veterinärmedizinischen Fakultät der Justus-Liebig-Universität in Giessen.

80 Hans Sedlmeier (14. 6. 1900–1970), ab Mai 1918 Teilnahme am Ersten Weltkrieg in der Artillerie (Feldartillerie Ersatztruppenteil 01, bayerisches Feldartillerie-Regt. [München] II Ers-Abt-13680; Kriegsranglisten und -stammrollen des Königreichs Bayern, 1. Weltkrieg 1914–1918, Kriegsstammrolle: Bd. 17), 1920–1925 Studium der Tiermedizin in München. Assistent am Tierpathologischen Institut bei Prof. Theodor Kitt. Ab 1932 Assistent am Tierhygienischen Institut bei Prof. Wilhelm Ernst, dort Ausbildung und Habilitation (1936) in Bakteriologie. Um diese akademische Qualifikation zu erreichen, musste er der NSDAP beitreten. Ab 1937 Dozent für Hygiene, Bakteriologie, Fleischbeschau und Milchhygiene und ab 1942 ausserplanmässiger Professor an der geschlossenen Tierärztlichen Fakultät der Universität München. Teilnahme am Zweiten Weltkrieg; die alliierte Militärregierung entliess Sedlmeier im Oktober 1945 von seinen Funktionen an der Universität München; danach Tätigkeit als praktizierender Tierarzt. Entnazifizierung 1947. Ab April 1948 war er wieder ausserplanmässiger Professor für «Hygiene, Bakteriologie, Fleischbeschau und Milchhygiene» und kommissarischer Vertreter der ordentlichen Professur für allgemeine Pathologie und pathologische Anatomie; ab 1952 ordentlicher Professor für allgemeine Pathologie und pathologische Anatomie (Albrecht, 2006).

81 Mündliche Mitteilung an den Autor von Prof. Dr. Dr. h.c. Erwin Dahme, einer der Nachfolger von Sedlmeier als Professor für Allgemeine Pathologie und Neuropathologie der Tierärztlichen Fakultät der Universität München: 2019.

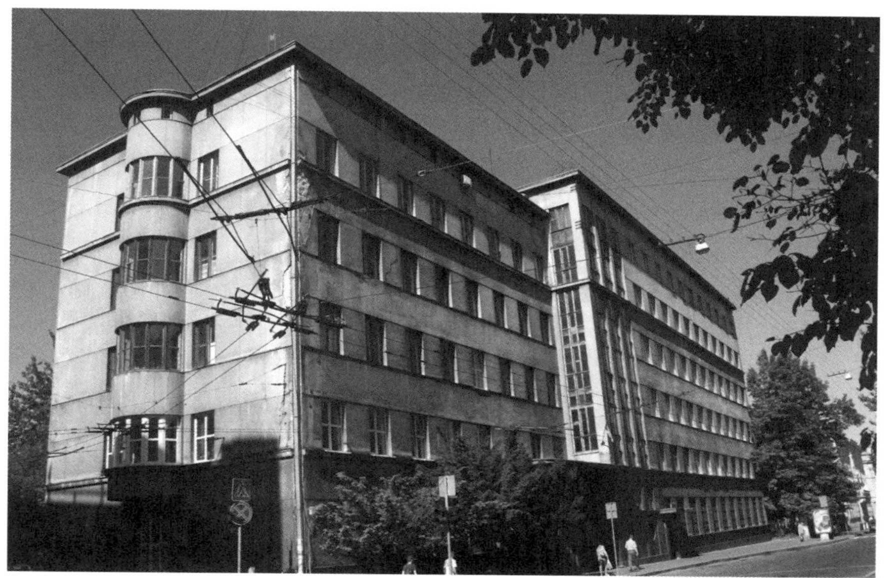

Abb. 28: Gebäude des Fleckfieberforschungsinstituts an der Zielona-Strasse in Lemberg 2016.

Am 11. und 12. Dezember 1942 wurde in einem Festakt in der Lemberger Oper im Beisein «hoher Vertreter von Staat, Partei und Wehrmacht sowie der Wissenschaft» die «Fleckfieberforschungsstätte der Behringwerke in Lemberg» (siehe Abbildung 28) feierlich eröffnet. Rudolf Weigl erklärte sich bereit, die Mitarbeiter der Behringwerke zu schulen, blieb aber der gross angelegten Eröffnungsfeier fern. Anwesend waren Generalgouverneur Hans Frank,[82] der Gouverneur des Distrikts Galizien, SS-Brigadeführer Otto Wächter,[83] der stellvertretende Reichsgesundheitsführer Kurt Blome (1894–1969), der Geomediziner Heinrich Zeiss[84]

82 Hans Frank (1900–1946), bereits 1919 Adolf Hitlers Rechtsanwalt; während des Zweiten Weltkriegs Generalgouverneur in Polen. Er gehörte zu den 24 Angeklagten, die im Nürnberger Prozess als Hauptkriegsverbrecher vom Internationalen Militärgerichtshof zum Tode verurteilt und in der Nacht auf den 16. Oktober 1946 hingerichtet wurden.

83 Otto Wächter (1901–1949), Gouverneur des Distrikts Galizien, SS-Brigadeführer.

84 Heinrich (Heinz) Zeiss (1888–1949), deutscher Arzt, Epidemiologe und Hygieniker, trat bereits Anfang Dezember 1931 der NSDAP sowie Anfang Januar 1932 auch dem NS-Ärztebund bei. Er wurde Vertrauensmann der NSDAP an der Medizinischen Fakultät und gehörte dem Sachverständigenbeirat für Bevölke-

und alle, die später mit Fleckfieberversuchen im KZ Buchenwald zu tun hatten, wie Joachim Mrugowsky, Erwin Ding-Schuler, Eugen Gildemeister (RKI), Gerhard Zahn, Albert Demnitz, Richard Haas, Rudolf Gönnert (1911–1992), Gerhard Rose, Rudolf Wohlrab, Hermann Eyer, Otto Buurmann, Robert Kudicke.[85] Der ideologischen Einstimmung diente

rungs- und Rassenpolitik des Reichsministeriums des Inneren an. Im März 1937 wurde er Ordinarius für Hygiene der Universität Berlin und leitete dort das Hygienische Institut bis 1945. Während des Zweiten Weltkriegs war er 1940/41 am Forschungsprojekt der DFG «Experimentelle Untersuchungen über Fleckfieber» beteiligt und wurde als «Experte für biologische Kriegsführung» 1942 Direktor des Hygienisch-bakteriologischen Instituts der Militärärztlichen Akademie. Im August 1942 ernannte ihn Hitler zum ausserordentlichen Mitglied des Wissenschaftlichen Senats des Heeressanitätswesens. Er wurde 1943 zum Mitglied der Leopoldina gewählt.

85 Joachim Mrugowsky (1905–1948) studierte Medizin und Biologie in Halle; SS-Oberführer und Leiter des Hygiene-Instituts der Waffen-SS; ab 1943 war Mrugowsky als Oberster Hygieniker und Amtschef III beim Reichsarzt SS und Polizei an zahlreichen Humanexperimenten an Häftlingen in den verschiedenen Konzentrationslagern beteiligt. Mrugowsky wurde im Nürnberger Ärzteprozess angeklagt, wegen verbrecherischer Menschenversuche zum Tode durch Hängen verurteilt und 1948 im damaligen Kriegsverbrechergefängnis Landsberg (War Criminals Prison No. 1) hingerichtet.
Erwin Ding-Schuler (1912–1945), deutscher SS-Sturmbannführer und ab 1938 erster Lagerarzt des KZ Buchenwald. Im Dezember 1941 wurde Ding-Schuler zusätzlich Leiter der Fleckfieberversuchsabteilung des Hygiene-Instituts der Waffen-SS im KZ Buchenwald.
Gerhard Zahn, Vorstandsvorsitzender der Behringwerke AG und Direktor in der Abteilung E der IG Farben.
Gerhard Rose (1896–1992), deutscher Mediziner, Chef der Abteilung für Tropische Medizin am Robert-Koch-Institut und beratender Hygieniker beim Chef des Sanitätswesens der Luftwaffe. Wegen seiner Beteiligung an Menschenversuchen im Konzentrationslager Buchenwald wurde er im Nürnberger Ärzteprozess zu lebenslanger Haft verurteilt.
Rudolf Wohlrab (1909–1995), deutscher Hygieniker, Bakteriologe und Epidemiologe. Ab 1942 leitete er am Staatlichen Institut für Hygiene in Warschau die Fleckfieberabteilung. Wohlrab unternahm «Versuche mit Prontosil rubrum, Rubiazol und Be1034 Bayer an Juden sowie Läuseversuche an ungeimpften Polen» (de.wikipedia.org/wiki/Rudolf_Wohlrab, 21. 4. 2020).
Otto Buurman (1890–1967), deutscher Philologe, Arzt und Ministerialbeamter im Gesundheitsbereich; ab 1940 Leiter des Gesundheitsamtes in Krakau und ab 1941 Unterabteilungsleiter in der Gesundheitsverwaltung des Generalgouvernements.
Robert Kudicke (1876–1961), deutscher Sanitätsoffizier; langjähriger Schüler Robert Kochs und Teilnehmer an dessen Expedition nach Afrika zur Erforschung der dort herrschenden Trypanosomiasis. Nach Kochs Rückkehr nach

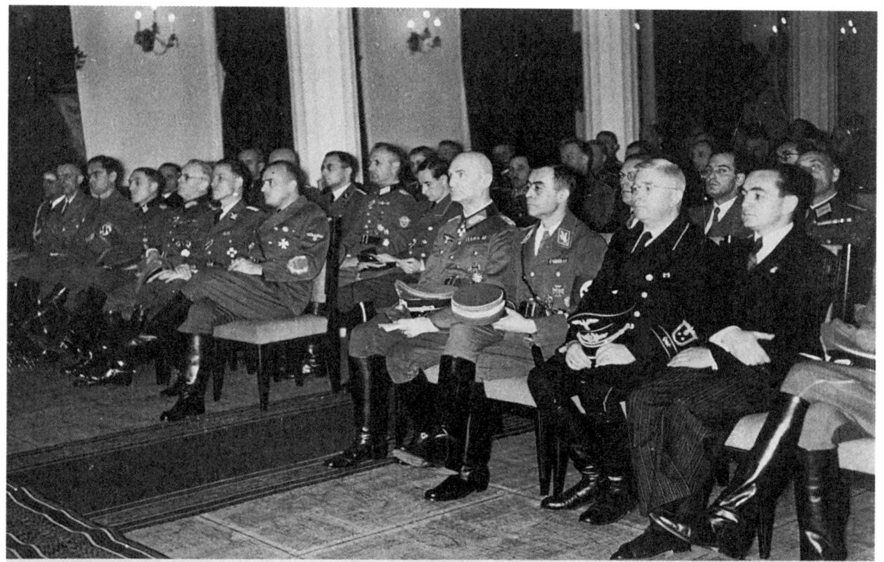
Hohe Vertreter von Staat, Partei und Wehrmacht sowie der Wissenschaft während des Festaktes

Abb. 29: Eröffnung der Fleckfieberforschungsstätte als Behring-Institut Lemberg im Dezember 1942.

ein Vortrag von Zeiss über die «Geomedizin des Ostraumes». Zeiss erläuterte unter anderem sein Projekt eines Seuchenatlas, den er in Zusammenarbeit mit dem Hygiene-Institut der Waffen-SS entwickelte. Die dort enthaltenen Daten und das Kartenmaterial lieferten die «wissenschaftliche» Grundlage zur Selektion, Umsiedlung, Ghettoisierung von Bevölkerungsgruppen bis hin zu ihrer Vernichtung (Schleiermacher, 2009). Richard Kuhn vom Kaiser-Wilhelm-Institut in Heidelberg zeigte in seinem Vortrag zum Thema Chemotherapie Möglichkeiten zu Menschenversuchen auf, die später in Konzentrationslagern durchgeführt wurden (Werther, 2004). Der Präsident des RKI hatte nach dem Gründungsbeschluss für das Lemberger Institut Folgendes in sein Tagebuch geschrieben: «Da der Tierversuch keine ausreichende Wertung (von

Deutschland im August 1905 führte er die Forschungen am Kaiserlichen-biologisch-landwirtschaftlichen Institut Amani fort. In der Zeit des Nationalsozialismus war er als Mediziner für tödliche Menschenversuche verantwortlich.

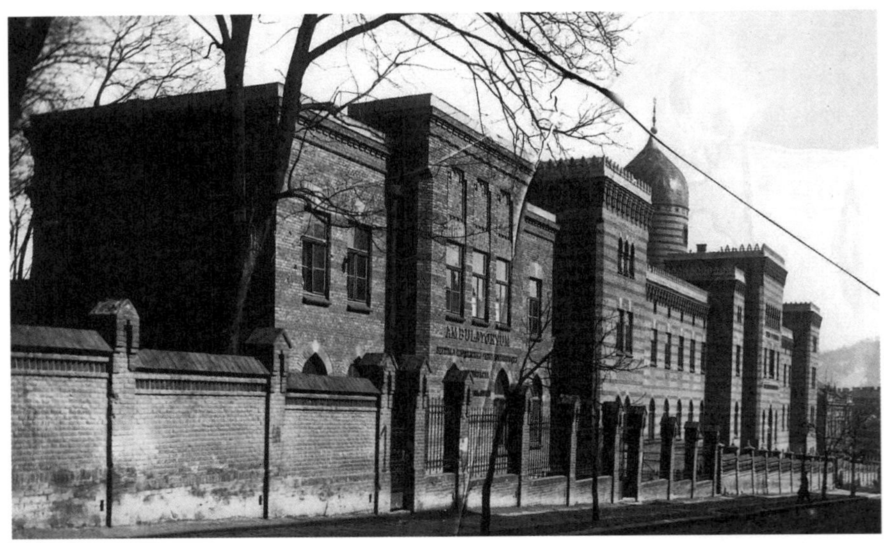

Abb. 30: Jüdisches Spital um 1920.

Fleckfieberimpfstoffen A.P.) zulässt, müssen Versuche am Menschen durchgeführt werden.» (Kogon, 1974)

Nach einem kleinen Exkurs in die Entwicklung der Fleckfieberforschung unter der deutschen Besatzung kehren wir zurück in das sowjetisch besetzte Lemberg des Jahres 1939. Dort trat Ludwik Fleck wieder in den öffentlichen Dienst ein und wurde Direktor des städtischen Hygieneinstituts, da sein privates Labor von den Behörden geschlossen worden war. In Würdigung seiner bisherigen wissenschaftlichen Leistungen ermöglichte man ihm eine Dozentur für Mikrobiologie an der Lemberger Universität. Diese für ihn positive Entwicklung war jedoch nicht von Dauer, denn nach der deutschen Besetzung 1941 musste er diese Funktionen wieder aufgeben. Er übernahm daraufhin die Leitung des bakteriologischen Laboratoriums am jüdischen Krankenhaus in Lemberg (siehe Abbildung 30).

Ghetto in Lemberg

Am 8. Juli 1941 verpflichteten die deutschen Besatzer die jüdische Bevölkerung zum Tragen des Judensterns. Gleichzeitig setzte man zur Verwaltung jüdischer Angelegenheiten einen aus sieben Mitgliedern bestehenden «Judenrat» ein, dessen erster Präsident der Lemberger Rechtsanwalt Joseph Parnes wurde. Parnes, geboren 1881, hatte im Ersten Weltkrieg als Offizier der k. und k. Armee gedient. Nachdem er sich geweigert hatte, 500 junge jüdische Personen für Zwangsarbeit in den Deutschen Ausrüstungswerken (DAW)[86] im Arbeitslager Lemberg-Janowska[87] zur Verfügung zu stellen, wurde er im November 1941 erschossen. Dem «Judenrat» wurde als zweite Forderung die Zahlung von 20 Millionen Rubel auferlegt. Um diese Auflage durchzusetzen, nahmen die Besatzer jüdische Menschen als Geiseln, die trotz der rechtzeitigen Zahlung der geforderten Summe getötet wurden. Am 8. November 1941 wurde ein «jüdischer Wohnbezirk» im Stadtteil Kleparow im Norden der Stadt jenseits der Bahnlinie ausgesucht, der schliesslich zum Ghetto wurde. Nach und nach zäunte man ihn vollständig ein und verhängte für Juden eine Ausgangssperre.

In diesem Ghetto hatten sich die Juden Lembergs und jüdische Flüchtlinge, die sich in der Stadt aufhielten, bis zum 15. Dezember 1941 einzufinden. Die bisher dort ansässigen nichtjüdischen Bewohner mussten ausziehen. Bei dieser «Umsiedelung» wurden fast 5000 Ältere und Kranke auf dem Weg ins «Ghetto» erschossen. Im Laufe der Zeit internierte man dort bis zu 160 000 Menschen.

Der Kommandant des Ghettos, SS-Hauptscharführer Josef Grzymek (1905–1950), war besonders gefürchtet. Da sein Vorgänger dem Fleckfieber zum Opfer gefallen war, liess er überall Plakate mit der Aufschrift «Sauberkeit und Ordnung» und «Ordnung über alles!» anbringen. Eine

86 Die Deutschen Ausrüstungswerke GmbH (DAW) waren ein Rüstungsunternehmen, das 1939 vom SS-Wirtschafts- und Verwaltungshauptamt (WVHA) in Berlin gegründet wurde und in mehreren Konzentrationslagern betrieben wurde.

87 Das Zwangsarbeitslager Lemberg-Janowska wurde im November 1941 durch die SS auf dem Gelände einer ehemaligen Maschinenfabrik errichtet. Später wurde es als «multifunktionales Durchgangslager» genutzt.

FLECKFIEBER
BETRETEN und VERLASSEN
IST STRENGSTENS VERBOTEN
DUR PLAMISTY
WSTĘP i WYJŚCIE
SUROWO WZBRONIONE

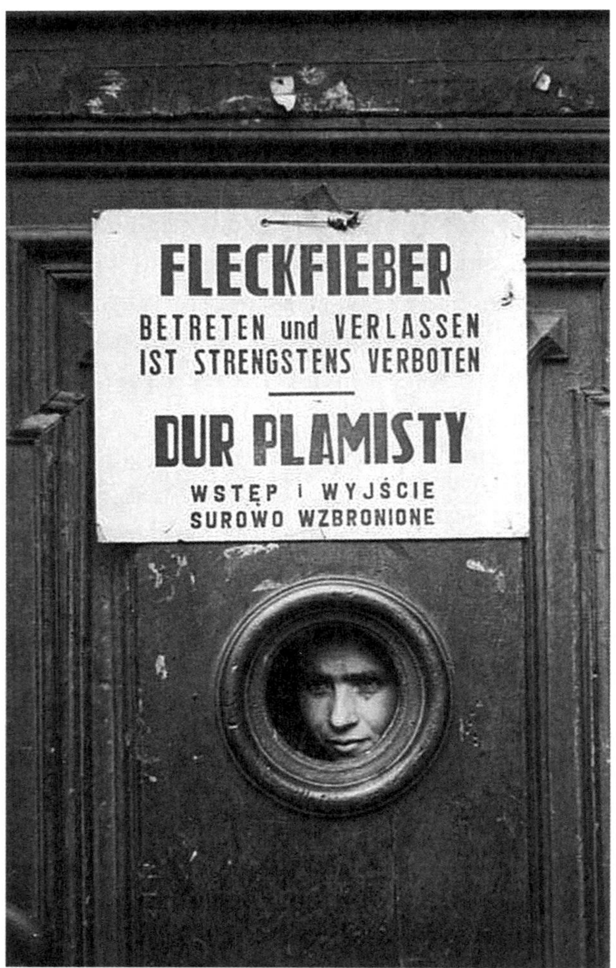

Abb. 31: Zugangsbeschränkung zu Häusern, in denen Fleckfieberpatienten lebten.

im Winter 1941 im Ghetto ausgebrochene Fleckfieberepidemie liess sich jedoch nicht verhindern (siehe Abbildung 31).

Im März 1942 begannen Deportationen aus dem Ghetto ins Vernichtungslager Belzec, und im Juni 1943 war der Wohnbezirk vollständig entvölkert. Als die Rote Armee am 26. Juli 1944 Lemberg befreite, fand sie dort nur zwischen 200 und 300 überlebende Juden vor. Im September

1941 vertrieb man Ludwik Fleck mit seiner Familie aus ihrer Wohnung in der Lyczakowska-Strasse. Ihr persönlicher Besitz wurde konfisziert. Sie kamen bei anderen jüdischen Bewohnern unter. Im Frühjahr 1942 verhaftete man seine Familie, seine Mitarbeiter und ihn und deportierte sie definitiv ins Lemberger Ghetto. Dort entwickelte er im jüdischen Ghettokrankenhaus in der Kuszewicza-Strasse angesichts einer im Herbst 1941 beginnenden Fleckfieberepidemie gemeinsam mit seinen Mitarbeitern Dr. Olga Elster, Dr. Anhalt und Dr. Umschweif unter den erschwerten Bedingungen den vor Jahren begonnenen Fleckfieberimpfstoff aus Antikörpern weiter. Erste Versuche mit Meerschweinchen zeigten, dass eine Impfung im Tierversuch erfolgreich war.[88] Weigl und Groër unterstützen Fleck dabei mit Labormaterial, das auf verschiedenen Wegen zu Fleck ins Ghetto gelangte. Weigl konnte für Fleck auch einen Ausweis besorgen, der ihn als «kriegswichtigen» Mitarbeiter des Weigl-Labors kennzeichnete. Damit hatte Fleck einen gewissen Schutz vor der Gestapo. Nach ersten Tierexperimenten impfte Fleck sich erfolgreich in einem Selbstversuch (28. 8. 1942), dann seine Angehörigen, seine Mitarbeiter und später über 500 Ghettobewohner.
Im Buch «Der SS-Staat» (1946)[89] überliefert Eugen Kogon[90] eine Schilderung des Ghettos von Lemberg, die von Ludwik Fleck stammt: «Das Ghetto von Lemberg war zuerst in einem Stadtteil, der nicht weniger als ein Fünftel der Stadt ausmachte. Juden gab es in Lemberg etwa 140 000 oder 30 Prozent der Bevölkerung. Jeder Jude musste sich die neue Ghettowohnung kaufen, wobei sowohl Polen als auch Ukrainer die Zwangslage der Juden gut auszunützen verstanden. Für die ihrerseits geräumten Wohnungen und deren Einrichtungsgegenstände bekamen sie nichts. Mitnehmen durfte man Bettzeug, Kochgeschirr, Arbeitsan-

88 «Untersuchungen zum Flecktyphus im Lemberger Ghetto in den Jahren 1941–1942», in Ludwik Fleck, Denkstile und Tatsachen, Gesammelte Schriften und Zeugnisse (Suhrkamp Taschenbuch Wissenschaft Nr. 1953). Hg. v. S. Werner, K. Zittel. Suhrkamp, Berlin 2001.

89 Eugen Kogon: «Der SS-Staat, Das System der deutschen Konzentrationslager», Kindler-Verlag, München 1974. 1946 zuerst erschienen, ist es eine umfassende Darstellung des deutschen KZ-Terrors und gilt als die erste historische Analyse des NS-Terrorsystems.

90 Eugen Kogon (1903–1987), deutscher Publizist, Soziologe und Politikwissenschafter. Wegen seiner Gegnerschaft zum Nationalsozialismus war er wie Ludwik Fleck mehrere Jahre im KZ Buchenwald interniert.

züge; das übrige wurde Opfer des Pöbels. In diesem Ghetto gab es einige Geschäfte mit den einfachsten Sachen, ein Gemeindehaus, zwei allgemeine Spitäler und ein Infektionshospital. Das Leben war elend, alles sehr teuer. – Das Ghetto dauerte von Herbst 1941 bis zum August 1942, wobei man täglich Schikanen der ärgsten Art ausgesetzt war. Eine Selbstverständlichkeit war es, dass die SS oder die Wehrmacht, wenn sie irgend etwas brauchte – sei es an Einrichtung, Kleidung oder sonstigen Gegenständen – es einfach bei der Leitung des Ghettos anforderte, worauf es unentgeltlich beschafft werden musste [...]. Im August 1942 begann unter dem Kommando des SS-Gruppenführers und Generals der Polizei Katzmann die antijüdische Massenaktion. Die erste Etappe dauerte etwa vierzehn Tage. Es wurden an die 50 000 Juden, hauptsächlich Alte, Kranke und Kinder, nach Belzec verschleppt, wo sie – wie später durchsickerte – vergast worden sind, darunter das ganze Infektionsspital samt allen Ärzten, Pflegern und Schwestern. Die Aktion, von einem SS-Sonderdienst durchgeführt, wiederholte sich alle paar Wochen. Das Ghetto wurde verkleinert. Geschäfte gab es nicht, nur geschmuggelte Esswaren. Die sanitären Verhältnisse waren entsetzlich. Etwa 70 Prozent der jüdischen Bevölkerung erkrankten an Fleckfieber. Täglich wurde seitens der SS geraubt und geplündert, in der Nacht spielten sich die Einzelaktionen und Morde ab. Ein Zwangsarbeitslager wurde eingerichtet, in das junge und gesunde Juden eingeliefert wurden. Die Alten und Kranken sowie Frauen und Kinder kamen zur Vergasung in ein KL bei Belzec. Im Herbst 1942 gab es noch etwa 15 000 Juden im Ghetto – in das aus der Umgebung laufend Nachschub kam – und rund 12 000 im Arbeitslager [...] dass die Bewohner unter den grössten Entbehrungen dahinsiechten, bis sie im März 1943 alle ermordet und die Gebäude niedergebrannt wurden.»

Im selben Monat des Jahres 1942, in dem auch der Festakt zur Eröffnung der Fleckfieberforschungsstätte als Behring-Institut Lemberg in der Oper stattfand, beschlagnahmten die deutschen Besatzer das jüdische Spital, um es für eigene Zwecke zu nutzen. Fleck konnte in rasch und behelfsmässig eingerichteten Räumen weiter an der Isolation von Antikörpern gegen Fleckfieber aus dem Urin infizierter Patienten arbeiten, um den Impfstoff zu verbessern (Fleck, 1947). Er nahm Kontakt mit der Firma Laokoon auf und machte der Firma das Angebot, das Verfahren in ihrem Namen patentieren zu lassen. Dadurch wurden die deutschen Besatzer auf seine Arbeit aufmerksam, und er musste das Verfahren vor einer Gruppe von SS-Ärzten vorstellen und erläutern. Auf die Frage, ob man diese Impfung auch bei Deutschen anwenden könne, antwortete Fleck mutig, er zweifle daran, dass ein Impfstoff aus Judenurin auch bei Nichtjuden («Gojs») wirksam sei (Klevemann, 2017). Die SS beschloss, Proben der Vakzine an Richard Otto (1872–1952) am Frankfurter Institut für experimentelle Therapie (heute Paul-Ehrlich-Institut) zu senden. Wenig später besuchte eine Kommission unter der Leitung von Robert Kudicke (Behringwerke) Fleck und liess sich Flecks Verfahren demonstrieren. Danach zwang man Fleck, seine Frau, seinen Sohn und die Mitarbeiter, die begonnenen Arbeiten fortan in der Laokoon-Fabrik fortzusetzen. Jeden Tag erhielt er dazu etwa 100 Liter Urin aus den kleinen Ghettospitälern und verarbeitete ihn zu Impfstoff. Die Erkrankten wurden als «Urinspender» bezeichnet, und ihnen drohte keine Liquidation. Fleck und seine Mitarbeiter erhielten besondere Ausweise, auf denen unter anderem «Ist bei der Herstellung von Fleckfieberimpfstoff beschäftigt» vermerkt war. Diese Ausweise vermittelten ein gewisses Gefühl der Sicherheit. Fleck berichtet (1947), dass er aus 3 Litern Urin etwa 40 Dosen Impfstoff herstellen konnte. In einem Postscriptum bemerkt Fleck in dieser Publikation, dass er zum Zeitpunkt seiner Arbeiten keine Kenntnis von vergleichbaren Untersuchungen in Mexiko hatte (Leon, 1942). Die SS benutzte den Impfstoff, um Häftlinge im KZ Janowska zu impfen. Bevor die Schutzwirkung bei den Geimpften jedoch eintreten konnte, verstarben oder verhungerten sie, sodass diese Versuche abgebrochen wurden. Nach diesen «Misserfolgen» und im Laufe der Räumung des Lemberger Ghettos deportierte man Fleck, seine Frau, ihren Sohn und die Mitglieder seiner Arbeitsgruppe ins KZ Auschwitz.

Ludwik Fleck im KZ Auschwitz

Im Februar 1943 wurde Fleck mit seiner Familie und den Mitarbeitern nach Auschwitz deportiert. Er erhielt die Häftlingsnummer 4934 und musste schwere körperliche Arbeit, zum Beispiel das Tragen von Leichen, leisten. Seine Frau wurde in das Frauenlager eingewiesen. Kurz

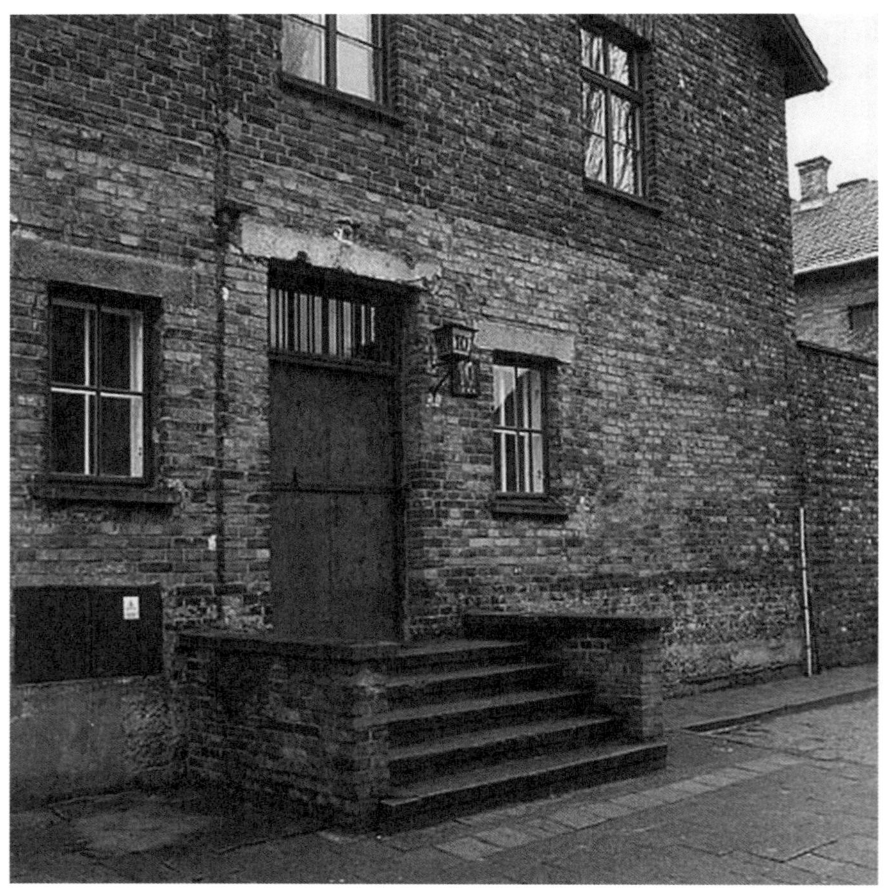

Abb. 32: Konzentrationslager Auschwitz, Block 10.

darauf erkrankten sein Sohn und er an Fleckfieber. Sie mussten ihre schwere Arbeit trotzdem fortsetzen. Als sich beide dank der früher erfolgten Impfung erholten, schlug ein Kapo Fleck auf den Rücken und brach ihm dabei zwei Rippen. Als Folge davon entwickelte sich bei ihm eine Rippenfellentzündung (Allen, 2014; Schnelle, 1982; Cohen und Schnelle, 1986).[91] Zu seinem Erstaunen verlegte man ihn in den Krankenblock, wo ihn die dort als Häftlinge tätigen polnischen Ärzte erkannten und über

91 «Bericht über den Aufenthalt im KZ Auschwitz» (1945) in Ludwik Fleck, Denkstile und Tatsachen, Gesammelte Schriften und Zeugnisse (Suhrkamp Taschen-

seine Fähigkeiten Bescheid wussten. Daraufhin wurde er zur Arbeit im dortigen bakteriologischen Labor im Block 10 (Hygienisch-bakteriologische Untersuchungsstelle der Waffen-SS und Polizei Süd-Ost[92]) eingeteilt. Er konnte erreichen, dass auch seine Frau und sein Sohn dorthin versetzt wurden, um ihm als Laboranten zur Hand zu gehen.

Der Block 10 des KZ Auschwitz (siehe Abbildung 32) diente als Versuchsstation für verschiedene experimentelle Sterilisationsverfahren an jüdischen Frauen. Fleck berichtet selber über seine dortige Tätigkeit: «Im Krankenbau sollte ich bakteriologische und serologische Untersuchungen für die Häftlinge durchführen. Ich bekam nummerierte Monovetten (Blutentnahmeröhrchen) und ich sollte die Untersuchungsergebnisse weitergeben. Das waren gewöhnliche Arbeiten, die man in jedem bakteriologischen Laboratorium durchführte und wenn nicht die ständige Selektion gewesen wäre, die man im Krankenhaus durchführte –, währenddessen wurden die Menschen in Gaskammern gebracht – hätte man der Meinung sein können, dass diese Untersuchungen des Blutes, Urins und Stuhls als Ziel die Heilung der Kranken hätten.»[93]

buch Wissenschaft Nr. 1953). Hg. v. S. Werner, K. Zittel. Suhrkamp, Berlin 2001, S. 487–491.

92 Die Hygienisch-bakteriologische Untersuchungsstelle der Waffen-SS und Polizei Süd-Ost wurde ab Mai 1943 von Bruno Weber (1915–1956) geleitet und vom Stammlager des KZ Auschwitz in das Aussenlager Rajsko verlegt, das rund 5 km vom Stammlager Auschwitz entfernt lag. Das Institut ging auf die Anregung von SS-Standortarzt Eduard Wirths (1909–1945) zurück, der sich davon die Eindämmung von Typhus, Ruhr sowie Fleckfieber versprach. Diese Infektionen bedrohten auch das Lagerpersonal der SS. Die Aufgaben der Hygienisch-bakteriologischen Untersuchungsstelle waren die Versorgung der SS- und Polizeihospitäler im Einzugsbereich, die Versorgung des KZ Auschwitz und seiner Aussenlager, die Erforschung und Untersuchung von Infektionen, Spezialuntersuchungen wie Blut-, Harn- und Kotuntersuchungen und Tests von neuen Medikamenten (Sulfonamide). Einige dieser Menschenversuche fanden in Block 10 im Stammlager Auschwitz statt.

93 «Bericht über den Aufenthalt im KZ Auschwitz (1945)» in Ludwik Fleck, Denkstile und Tatsachen, Gesammelte Schriften und Zeugnisse (Suhrkamp Taschenbuch Wissenschaft Nr. 1953). Hg. v. S. Werner, K. Zittel. Suhrkamp, Berlin 2001, 487–491.

Hygiene-Institut der Waffen-SS

Die SS unter der Führung von Heinrich Himmler war bestrebt, ihre Position im Bereich der medizinischen Forschung und Seuchenbekämpfung in Konkurrenz zu den bestehenden Institutionen und Einrichtungen zu stärken. Darüber hinaus war sie dafür besorgt, ihren eigenen Mitgliedern eine optimale medizinische Versorgung zu gewährleisten. Dazu wurde bereits im Jahr 1939 das «Hygiene-Institut der Waffen-SS» als bakteriologische Untersuchungsstelle mit Sitz in Berlin gegründet und 1941 unter die Leitung des späteren SS-Oberführer Joachim Mrugowsky gestellt. Neben diagnostischen Untersuchungen gehörte auch die Durchführung von Experimenten an Häftlingen in Konzentrationslagern zu den Aufgaben des Instituts. Viele dieser medizinischen Experimente sollten langwierige pharmakologische Untersuchungen bei der Entwicklung von Medikamenten und Impfstoffen verhindern. Die meisten Opfer starben unter grossen Qualen oder wurden anschliessend als Mitwisser liquidiert.

Die SS suchte auch die Zusammenarbeit mit den Behringwerken der IG Farben, die als erstes pharmazeutisches Unternehmen verschiedene Impfstoffe an Häftlingen in Konzentrationslagern erproben liess. Nach Informationen des Roten Kreuzes handelte es sich dabei um Impfstoffe gegen Fleckfieber und Ruhr, Therapeutika zur Behandlung von Fleckfieber und Typhus und Salben gegen Phosphor-Kautschuk-Brandwunden. Getestet wurde auch die Verträglichkeit von Impfstoffen gegen Pocken, Typhus, Paratyphus A und B, Cholera, Diphtherie und Gelbfieber (Schneider und Stein, 1986). Zur Intensivierung derartiger Untersuchungen gründete die SS am 29. Dezember 1941 im KZ Buchenwald im Block 46 die «Abteilung für Fleckfieber- und Virusforschung».

Das KZ Buchenwald, eines der grössten Konzentrationslager auf deutschem Boden, lag etwa acht Kilometer nordwestlich von Weimar auf dem 470 Meter hohen Ettersberg, auf dessen Gipfel bis 1944 eine mächtige, alte Eiche, die «Goethe-Eiche», stand.[94] Das KZ Buchenwald erreichte eine Gesamtfläche von 190 Hektaren, von der das Häftlingslager

94 Der Legende nach soll Goethe dort selbst des Öfteren verweilt und seine zahlreichen Briefe und Gedichte an Charlotte von Stein und einen ersten Entwurf für die Szene der «1. Walpurgisnacht» im «Faust» geschrieben haben.

rund 40 Hektaren am Nordhang des Ettersbergs einnahm. Im Juli 1937 hatten Häftlinge aus den Konzentrationslagern Sachsenhausen, Sachsenburg und Lichtenburg mit der Errichtung des Konzentrationslagers Buchenwald begonnen.

Auf dem Eingangstor wurde der Spruch «Jedem das Seine» angebracht, der in einer Schrift im von den Nazis verfemten Bauhausstil gestaltet und durch den Häftling und Bauhausschüler Franz Ehrlich (1907–1984) angefertigt worden war. Anfang 1945 wurde das Lager zur Endstation für Todesmärsche aus den Konzentrationslagern Auschwitz und Groß-Rosen. Kurz vor der Befreiung versuchte die SS, das Lager zu räumen, und schickte 28 000 Häftlinge auf Todesmärsche. Etwa 21 000 Häftlinge, darunter über 900 Kinder und Jugendliche, blieben im Lager. Am 11. April 1945 erreichten Einheiten der 3. US-Armee den Ettersberg, die SS floh und Häftlinge der geheimen Widerstandsorganisation öffneten das Lager von innen.

Die ersten dort mit Fleckfieber durchgeführten Experimente an Häftlingen begannen bereits im Januar 1942 unter der Leitung von Dr. Erwin Ding-Schuler und seinem Stellvertreter Dr. Waldemar Hoven.[95] Der massive, aus Stein errichtete Block 46 wurde dazu mit einem Stacheldrahtzaun vom übrigen Lager getrennt, und seine Fenster undurchsichtig gemacht. Zutritt zum Block hatten nur wenige. 1942 richtete die SS im Block 46 eine neue Station mit vier grossen Sälen ein. Dort herrschten hygienische Bedingungen fast wie in einem Krankenhaus. An 135 vorwiegend jüdischen Häftlingen erprobte man im Januar 1942 Impfstoffe der Behringwerke und des Robert-Koch-Instituts. Albert Demnitz, der Produktionsleiter der Lemberger Behringwerke, zeigte danach grosses Interesse, die Versuche

95 Waldemar Hoven (10. 2. 1903–2. 6. 1948) war ein SS-Hauptsturmführer und Lagerarzt im KZ Buchenwald. Ab Januar 1943 war er stellvertretender Leiter der Abteilung für Fleckfieber- und Virusforschung des Hygiene-Instituts der Waffen-SS in Buchenwald unter Erwin Ding-Schuler. Hoven promovierte im Juli 1943 an der Universität Freiburg zum Dr. med. mit folgender Dissertation: «Versuche zur Behandlung der Lungentuberkulose durch Inhalation von Kohlekolloid». Für diese Forschungsarbeit betrieb Hoven Versuchsreihen an KZ-Häftlingen, von denen mindestens fünf an den Folgen der Versuche starben. Die mit «sehr gut» bewertete Arbeit wurde von den KZ-Häftlingen Gustav Wegerer (1897–1954) und Kurt Sitte (1910–1993) verfasst. Als sich das nach Kriegsende herausstellte, erkannte ihm 1947 die Universität Freiburg die Doktorwürde ab.

auszuweiten. In einem Bericht an seinen Vorgesetzten schrieb SS-Standortarzt Dr. Waldemar Hoven am 1. April 1942, dass bei einer Versuchsreihe für die Behringwerke bei den überlebenden Versuchspersonen nach Entfieberung noch folgende Befunde erhoben wurden: Herzmuskelschwäche, Gliederschwere, Ohrensausen und Nasenbluten. Insgesamt seien fünf von zehn Personen verstorben, drei davon waren nicht geimpfte Kontrollpersonen (Schneider und Stein, 1986). Bis Ende 1944 wurden in 24 Versuchsreihen Fleckfieberimpfstoffe untersucht, die über verschiedene Verfahren hergestellt worden waren: ein Impfstoff, der über Hühnereier hergestellt wurde, deren Dottersack mit Erregern infiziert worden waren; ein Impfstoff, der nach dem klassischen Verfahren von Rudolf Weigl aus infizierten Läusen erarbeitet wurde; ein Impfstoff, der durch die Infektion der Lungen von Kaninchen hergestellt wurde, eine Methode, die vom Institut Pasteur in Paris entwickelt worden war; ein Impfstoff, der durch die Infektion von Lungen bei Hunden entstand; und schliesslich ein Impfstoff, der aus der Leber infizierter Mäuse stammte. Nach diesen vergleichenden Vorversuchen entschied Erwin Ding-Schuler, ab August 1943 im Block 50 des KZ Buchenwald eine eigene Impfstoffproduktion in grossem Stil über infizierte Kaninchenlungen nach dem Verfahren des Pasteur Instituts in Paris zu etablieren.[96]

Die von der Waffen-SS verwendete Methodik sollte sich von derjenigen der Behringwerke nicht zuletzt auch aus Konkurrenzgründen unterscheiden. Aus anderen Konzentrationslagern rekrutierten man dazu die besten unter den Häftlingen verfügbaren Fachkräfte wie Ärzte, Chemi-

96 Die Laboranweisungen des Institut Pasteur in Paris schrieben folgendes komplizierte Verfahren vor: Mit Blut von an Fleckfieber erkrankten Patienten wurden zuerst Meerschweinchen experimentell infiziert. Nach einigen Tagen erkrankten sie, und aus Gehirn und Hoden der Tiere wurden die Erreger über Zentrifugation isoliert, die dann auf Mäuse übertragen wurden, wo sie sich in der Lunge ansiedelten. Wiederum wurden die Erreger über Zentrifugation aus den Mäuselungen isoliert und intratracheal an junge Kaninchen übertragen. Da Kaninchen keine natürlichen Wirte für Erreger des Fleckfiebers *(Rickettsia prowazekii)* sind, musste ihr Immunsystem geschwächt werden, was man durch tiefe Umgebungstemperaturen erreichte, denen man die Kaninchen aussetzte. Bevor die Tiere dadurch Sekundärinfektionen erlitten, wurden sie getötet und aus den Lungen die Erreger des Fleckfiebers isoliert und zur Herstellung einer Vakzine weiterverarbeitet. Im besten Fall konnten aus einer Kaninchenlunge 100 Vakzinedosen hergestellt werden (Allen, 2014).

ker, Bakteriologen und Serologen. In einer eidesstattlichen Erklärung berichtete Waldemar Hoven, der Stellvertreter von Ding-Schuler, 1947 im Rahmen des «Nürnberger Ärzteprozesses» Folgendes: «Es dürfte allgemein und insbesondere in deutschen wissenschaftlichen Kreisen bekannt gewesen sein, dass die SS über nennenswerte Wissenschaftler nicht verfügte. Es ist offensichtlich, dass es sich bei den in den Konzentrationslagern mit I.G. Farben-Präparaten durchgeführten Versuchen nur um das Interesse der I.G. (Farben) handelte, die mit allen Mitteln bestrebt war, die Wirksamkeit ihrer Präparate festzustellen beziehungsweise die – ich möchte sagen – Schmutzarbeit in Konzentrationslagern durch die SS machen zu lassen. Die I.G. (Farben) darauf bedacht, diese Tatsache nach außen hin nicht in Erscheinung treten zu lassen, sondern die näheren Umstände ihrer Versuche zu verschleiern, um aber dann [...] den Gewinn daraus für sich zu ziehen. Nicht die SS, sondern die I.G. (Farben) hatte die Initiative bei diesen Versuchen in den KZ.» (Anonym, 1994) Menschenversuche zum Vergleich verschiedener Impfstoffe wurden von Ding-Schuler regelmässig durchgeführt und beaufsichtigt, wie ein Beispiel aus dem Jahr 1944 zeigt. Zum Produktionsleiter für dieses neue, grosse Projekt bestimmte die SS den polnischen Arzt und Häftling Marian Ciepielowski (1907–1973). Ein weiteres führendes Mitglied war ab Mai 1944 Alfred Balachowsky (1901–1983), ein französischer Entomologe, der im Institut Pasteur in Paris gearbeitet hatte und als in Frankreich enttarnter britischer Spion in Buchenwald inhaftiert wurde (Kogon, 1974). Über Vermittlung von Joachim Mrugowsky, dem Leiter des Hygiene-Instituts der Waffen-SS in Berlin, wird Ludwik Fleck als anerkannter Spezialist und «wissenschaftliche Kapazität Nr. 1» auf dem Gebiet der Fleckfiebervakzineherstellung, wie Kogon ihn bezeichnete, vom KZ Auschwitz in das KZ Buchenwald kommandiert, wo er am 7. Januar 1944 eintrifft. Seine Frau und sein Sohn blieben zuerst in Auschwitz zurück. Später wurde Ernestyna Fleck in das KZ Ravensbrück überstellt, aus dem sie am 30. April 1945 befreit wurde. Ryszard Fleck erreichte über einen Umweg im KZ Gross-Rosen schliesslich auch das KZ Buchenwald (Cohen und Schnelle, 1986).

Fleck beschreibt das KZ Buchenwald wie folgt: «Das war ein repräsentatives Lager. Unter anderem waren dort Thälmann, Blum, französische

Generäle, tschechische Minister, Mitglieder der österreichischen Regierung [...]. Dieses Lager war besser, denn die Selbstverwaltung befand sich in den Händen der politischen Gefangenen, und diese handelten zugunsten der Juden.»[97]

Nach Kogons Erinnerung (1974) machte Fleck auf ihn den Eindruck eines «versonnenen Gelehrten» und «kurios liebenswürdigen Menschen». Wenige Tage nach seiner Ankunft im Block 50 des KZ Buchenwald erkannte Fleck, dass der bis zu diesem Zeitpunkt hergestellte Impfstoff keine Erreger enthielt und daher wirkungslos war. Unter Flecks Leitung und abgesichert durch sein auch durch Ding-Schuler anerkanntes Fachwissen wurde diese Produktion weitergeführt und unwirksamer Impfstoff als verdeckte Sabotage an die SS abgegeben. Dieses Vorgehen war nicht ohne Risiko, da die Arbeiten häufig und unangemeldet durch die SS kontrolliert wurden. Nach einiger Zeit gelang es, geringe Mengen eines wirksamen Impfstoffes herzustellen, der aber nur an die illegale, interne Lagerleitung, die zum grössten Teil aus politischen Häftlingen bestand, abgegeben wurde (Schnelle, 1982). Eugen Kogon gelang es in Buchenwald, gemäss einem Hinweis eines ebenfalls dort inhaftierten kommunistischen Widerstandskämpfers, im Mai 1943 als Arztschreiber von Erwin Ding-Schuler Funktionshäftling zu werden. Eigenen Angaben zufolge baute Kogon durch seine effiziente Arbeit zu Ding-Schuler eine fast vertrauensvolle Beziehung auf. Mit der Zeit sollen sie sogar Gespräche über familiäre Belange, die politische Lage und den Frontverlauf geführt haben. Durch seinen Einfluss auf Ding-Schuler rettete Kogon vielen jüdischen Häftlingen das Leben. In einem privaten Gespräch Kogons mit Ding-Schuler nannte dieser den Block 50 des KZ Buchenwald einmal beinahe scherzhaft: «Ultimum refugium judaeorum». Nach Kogon (1979) behandelte Ding-Schuler «seine» Gefangenen mit Respekt und «siezte» sie sogar, was im Lager offensichtlich eine grosse Ausnahme war. Offiziell wurden nun im Block 50 unter der Leitung von Fleck und seinen Mitarbeitenden zwei Qualitätsstufen von Impfstoffen hergestellt, ein

97 «Bericht über den Aufenthalt im KZ Buchenwald (1945)» in Ludwik Fleck, Denkstile und Tatsachen, Gesammelte Schriften und Zeugnisse (Suhrkamp Taschenbuch Wissenschaft Nr. 1953). Hg. v. S. Werner, K. Zittel. Suhrkamp, Berlin 2001, 487–491.

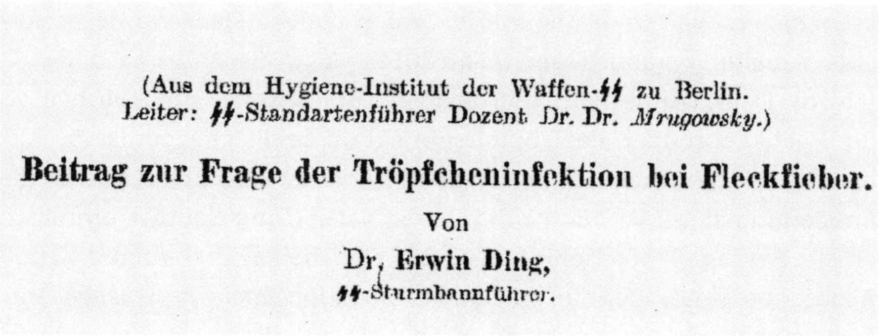

(Aus dem Hygiene-Institut der Waffen-SS zu Berlin.
Leiter: SS-Standartenführer Dozent Dr. Dr. *Mrugowsky.*)

Beitrag zur Frage der Tröpfcheninfektion bei Fleckfieber.

Von

Dr. Erwin Ding,

SS-Sturmbannführer.

Abb. 33: Titelblatt einer Publikation von Erwin Ding in Zeitschrift für Hygiene und Infektionskrankheiten, 124 (1943).

sogenannter «normaler» für die kämpfenden SS-Verbände und ein anderer in geringer Menge, der leicht getrübt war. In Wahrheit und ohne Wissen Ding-Schulers waren es diese Chargen von erster Qualität, die an gefährdete Häftlinge verabreicht wurden. Die zweite, «normale» Charge, mit der kein Impfschutz erreicht, aber auch kein Schaden angerichtet werden konnte, wurde in erheblichen Mengen an die SS abgegeben (Kogon, 1979).

Kogon bezeichnet die Situation im Block 50 als ein in vielerlei Hinsicht bevorzugtes Dasein im KZ Buchenwald. Dort hatte jeder sein eigenes Bett, saubere Bettwäsche, saubere Arbeitsräume. Die Nahrung wurde als Gefährdetenzulage mit wöchentlich 80 Gramm Zucker, 64 Gramm Fett und 400 Gramm Brot aufgebessert. Darüber hinaus erhitzten die Häftlinge dort illegal das Fleisch der mit Fleckfieber infizierten Kaninchen, die eigentlich hätten verbrannt werden sollen, auf 120 Grad, töteten damit die Erreger und konnten die daraus entstandene Suppe essen. Ein Teil dieser Suppe wurde in das übrige Lager geschmuggelt, um dort andere vor dem Hungertod zu bewahren (Allan, 2014).

Wie Waldemar Hoven seine Dissertation von Häftlingen schreiben liess, nutzte auch Ding-Schuler die Wissenschaftler der Abteilung für Fleckfieber- und Virusforschung in Buchenwald, um eine ganze Serie von wissenschaftlichen Publikationen für ihn schreiben zu lassen, die dann in der «Zeitschrift für Hygiene» oder auch der «Zeitschrift für Infektions-

krankheiten» veröffentlicht wurden. Auch Ludwik Fleck wurde zu solchen Arbeiten herangezogen (Allan 2014).
Ludwik Fleck wurde von Ding-Schuler zum Beispiel zur Mitarbeit an der Publikation über die Tröpfcheninfektion bei Fleckfieber (siehe Abbildung 33) gezwungen. Kogon (1979) berichtet Einzelheiten über die Entstehung dieser Veröffentlichung: «So hat er (Ding-Schuler) einmal in einem Beitrag ‹Tröpfcheninfektion bei Fleckfieber?› behauptet, 10 000 Abstrichpräparate geprüft zu haben, ohne *Rickettsia prowazekii* entdeckt zu haben; es war nicht einmal ein einziges Präparat gemacht, geschweige denn geprüft worden!» Fleck verzögerte die Arbeiten an der Publikation, um, wie er Ding-Schuler gegenüber bemerkte, die wissenschaftliche Qualität zu verbessern, was Ding-Schuler eine Habilitation ermöglichen würde (Allan, 2014). Später, nach 1945, bezeichnete Fleck Ding-Schuler als «Dummkopf» (Allan, 2014).
Die Fleckfieberversuchsreihen fanden von August 1942 bis Oktober 1944 statt, ein letzter Versuch noch am 29. März 1945. Bis zu diesem Zeitpunkt sollen etwa 1000 Häftlinge in die Experimente einbezogen worden sein (Schneider und Stein, 1986).
Nach und nach zeichnete sich das mögliche Ende des KZ Buchenwald ab. Am 24. August 1944, dem Tag der Befreiung von Paris, erfolgte ein alliierter Bombenangriff auf das KZ Buchenwald, der besonders Aussenbezirke des Lagers zerstörte. Auch Block 50 brannte und wurde teilweise beschädigt. Die Häftlinge wurden zu Löscharbeiten kommandiert und mussten Eimerketten bilden. Die Goethe-Eiche im Zentrum des Lagers, die schon seit längerer Zeit abgestorben war, wurde getroffen und begann zu brennen (Allan, 2014). Auch einer grossen Zahl von Häftlingen war die Weissagung bekannt, dass das Schicksal Deutschlands mit dem Leben der Eiche vom Ettersberg verknüpft sei. Sie löschten den Brand am Block 50, liessen die Eiche jedoch brennen, da es hiess, wenn die Eiche sterbe, werde auch das Deutsche Reich fallen. Ludwik Fleck berichtet, dass die Häftlinge ihre Freude über den «Tod» der Goethe-Eiche nur mühsam verbergen konnten. Im allgemeinen Wirrwarr konnten sich die schon seit längerer Zeit aus dem Kreis der Häftlinge gebildeten und von den politischen Häftlingen geführten Selbstschutzmannschaften mit Waffen aus dem Divisionsnachschublager der SS versorgen. Diese wur-

den sorgfältig im Lager verborgen, zum Teil vergraben, und die Lagerorte waren nur wenigen Vertrauensleuten bekannt (Kogon 1979).

Die durch Häftlinge gebildete Lagerführung plante im Geheimen verschiedene Szenarien zur Befreiung des Lagers. Anfang April 1945 waren im KZ Buchenwald rund 48 000 Menschen inhaftiert. Am 5. April 1945 erfuhren Kogon und Arthur Dietzsch,[98] leitender Häftlingspfleger der Fleckfieberversuchsstation, von Ding-Schuler, dass sie auf einer Liste mit 46 namentlich genannten Häftlingen standen, welche die SS kurz vor der Befreiung des Lagers noch exekutieren wollte. Angesichts der bei Gotha stehenden US-Armee begann die SS am 7. April mit der Evakuierung des Lagers; es gelang ihr, trotz aller Verzögerungstaktiken der Häftlinge, etwa 28 000 Gefangene auf Todesmärsche zu den Konzentrationslagern Dachau und Flossenbürg zu schicken. Auf dem Weg starb etwa jeder Dritte oder wurde von der SS, dem Volkssturm oder Jugendlichen der HJ erschossen. Ding-Schuler rettete Kogon am 8. April das Leben, indem er ihn in einer Kiste aus Buchenwald herausschmuggelte und zu seinem Haus bringen liess.

Am Morgen des 11. April 1945 zog sich die SS aus dem KZ Buchenwald zurück und überliess das Lager der Häftlingsselbstverwaltung. Gegen 17 Uhr traf ein Jeep mit zwei GIs ein. Leutnant Emmanuel Desard und Sergeant Paul Bodot, beide Franzosen, gehörten zur 4. US-Panzerdivision der 3. Armee unter General George Patton (1885–1945). Rasch wurden Sanitätseinheiten aufgeboten, um den vielen tausend noch im Lager befindlichen, entkräfteten Menschen zu helfen. Patton war nach der Besichtigung des KZ Buchenwald von der Grausamkeit der Nazis so schockiert, dass er der Militärpolizei befahl, 1000 Bürger Weimars durch das KZ zu führen, um sie mit der Realität der Diktatur zu konfrontieren.

Nach der Befreiung des Lagers ging die im Geheimen aufgebaute Organisation der Häftlinge sofort an die Arbeit und bildete ein internationales Lagerkomitee mit Untergruppen für die verschiedenen Nationalitäten unter den ehemaligen Häftlingen. Man arbeitete mit den nach und nach eintreffenden Einheiten der 3. US-Armee zusammen, um die im Lager verbliebenen etwa 5000 Franzosen, 3500 Polen und polnischen Juden, 2200 Deutschen, 2000 Russen, 2000 Tschechen, 2000 Ukrainer, 600 Ju-

98 Arthur Dietzsch (2. 10. 1901–26. 8. 1974), deutscher Funktionshäftling und als Kapo verantwortlicher Häftlingspfleger im Block 46 des KZ Buchenwald.

goslawen, 400 Holländer, 500 Österreicher, 200 Italiener, 200 Spanier und etwa 3000 Angehörige anderer Nationen zu repatriieren.
Ludwik Fleck konnte mit seinem Sohn nach Polen zurückkehren. Seine Frau Ernestyna gelangte im Verlauf der Evakuierung des KZ Auschwitz nach Ravensbrück, das am 30. April 1945 von der Roten Armee befreit wurde. Später im Jahr 1945 trafen sie in Lublin wieder zusammen, wo Ludwik eine Lehrstuhlvertretung für Mikrobiologie an der Universität übernehmen konnte. Im Jahr 1947 wurde er ausserordentlicher und 1950 ordentlicher Professor für Mikrobiologie. Von 1952 bis 1957 leitete er die Abteilung Mikrobiologie am Mutter-und-Kind-Institut in Warschau,[99] das unter der Leitung von Flecks langjährigem Gönner Franciszek Groër stand.
Weitere Arbeiten an einer Vakzine beziehungsweise Experimente mit Fleckfieber führte Ludwik Fleck nach seiner Befreiung aus dem KZ Buchenwald nicht durch. Zwei Ereignisse konfrontierten ihn jedoch nach 1945 erneut mit der Thematik. Zum einen wurde er als Zeuge zum «I.G.-Farben-Prozess» vor einem US-Militärgericht in Nürnberg geladen. Es handelte sich um den sechsten von zwölf Nachfolgeprozessen im Rahmen der Nürnberger Prozesse, der vom 3. Mai 1947 bis zur Urteilsverkündigung am 30. Juli 1948 dauerte. Verantworten musste sich 23 leitende Angestellte der I.G.-Farbenindustrie AG unter anderem wegen Verbrechen gegen die Menschlichkeit; zu diesem Zweck reiste Fleck von Warschau nach Nürnberg und machte am 12. und 13. Februar 1948 Zeugenaussagen unter Eid zu den im KZ Buchenwald durchgeführten Fleckfieberversuchen an Menschen.[100]

99 Die Idee eines solchen Instituts als eines Mittelpunkts koordinierender, kontrollierender wie auch origineller wissenschaftlicher Arbeit, deren Aufgabe es ist, die neuesten Erkenntnisse der Medizin bei der Behandlung und Betreuung von Mutter und Kind anzuwenden, schwebte vielen sozial denkenden Kinderärzten schon in den Jahren des Ersten Weltkriegs vor. Die Verwirklichung dieser Idee stiess jedoch auf unüberwindbare Schwierigkeiten. Erst in der UdSSR konnten die Grundlagen für die allgemeine, staatliche und wissenschaftliche Erlassung aller Bestrebungen zum Schutz der Gesundheit der Bürger geschaffen werden. Das erste Institut für Mutter und Kind wurde in der Sowjetunion in den 1920er Jahren eröffnet, was auf diesem Gebiet einen grossen Schritt vorwärts bedeutete. Das Warschauer Institut wurde 1950 eröffnet.

100 Zwei Zeugenaussagen im IG-Farben-Prozess vom 12. 2. 1948 und 13. 2. 1948 in Ludwik Fleck, Denkstile und Tatsachen, Gesammelte Schriften und Zeugnisse

Nach seiner Rückkehr von diesem für ihn aufwühlenden Ereignis schreibt Ludwik Fleck am 22. Februar 1948 in einem Brief an Ludwig Hirszfeld: «Ein gespenstisches Theater dieses Nürnberg! Als Sachverständiger der Staatsanwaltschaft hatte ich Einblick in die Akten, hörte die Aussagen der Zeugen, sah noch einmal die Angeklagten und Filme über verschiedene Veranstaltungen und Inspektionen der Nazis [...]. Was für ein schrecklicher Sturz der deutschen Wissenschaft! Heute winden sie sich (die Angeklagten) auf eine feige und elende Weise heraus – von der Seite der Verteidigung bemüht sich z.B. Professor Bieling,[101] die Schuldigen reinzuwaschen. Verschiedene junge Ärzte aus den Behring-Werken versuchen die Wahrheit zu verwischen, indem sie unverschämt lügen.»
Das zweite Ereignis, das Fleck sehr belastete, war die Anschuldigung seines Mithäftlings im Block 50 des KZ Buchenwald Alfred Balachowsky (1901–1983), der im Jahr 1945 oder 1946 behauptete, dass Fleck im Jahr 1944 Ding-Schuler informiert hätte, dass die durchgeführte Felix-Weil-Reaktion bereits am dritten oder vierten Tag nach der Infektion mit Fleckfieber positiv ausfallen würde. Daraufhin wurde von Ding-Schuler eine Infektion von weiteren 20 Häftlingen angeordnet, von denen 19 verstarben. Balachowsky machte Fleck also für den Tod der Häftlinge verantwortlich. Diese Anschuldigungen wurden von François Bayle 1950 in einem Buch mit dem Titel «Croix gammée contre caducée; les expériences humaines en Allemagne pendant la deuxième guerre mondiale» (Imprimerie nationale) veröffentlicht.[102]
Fleck konnte sich in einer sehr ausführlichen Stellungnahme gegen diese Anschuldigungen wehren, indem er darauf hinwies, dass nicht er, sondern ein anderer Häftling die Felix-Weil-Reaktionen durchgeführt hatte.[103]

(Suhrkamp Taschenbuch Wissenschaft Nr. 1953). Hg. v. S. Werner, K. Zittel. Suhrkamp, Berlin 2001, 497–504.

101 Richard Bieling (3. 9. 1888–8. 8. 1967), deutscher Mediziner in leitender Funktion bei den Behringwerken sowie an den Universitäten Marburg und Wien tätig, war Zeuge der Verteidigung vor dem US-Militärgericht 1947 im Nürnberger Ärzteprozess und 1948 im IG-Farben-Prozess. 1961 wurde ein Ermittlungsverfahren gegen ihn wegen der Lieferung von Impfstoffen zu Menschenversuchen durch die Staatsanwaltschaft Limburg/Lahn eingestellt.

102 François Bayle nahm als Beobachter an den Nürnberger Ärzteprozessen 1946/47 teil (Linne, 2000).

103 Ludwik Fleck: In der Buchenwalder Angelegenheit. Kommentar zum Buch von

Trotz seiner beruflichen Integration in das neue Polen gab es dort in den Jahren nach der Beendigung des Zweiten Weltkrieges offene und verdeckte antisemitische Tendenzen. 1956 sollte sich erneut zeigen, wie untrennbar politische Entwicklung und populistischer Antisemitismus in der Volksrepublik Polen miteinander verbunden waren. Die Stimmung im Lande wendete sich zu einem Zeitpunkt erneut gegen seine jüdischen Bürger, als sich der Klammergriff der staatlichen Macht zu lockern begann (Böhler, 2016). Diese Entwicklung beeinflusste Ludwik Flecks Entscheidung, im Jahr 1957 mit Frau und Sohn nach Israel zu emigrieren. Dort übernahm er die Leitung der Abteilung für Experimentelle Pathologie am Institut für Biologische Forschung in Ness Ziona.[104] Er verstarb dort am 5. Juni 1961 an Herzversagen (siehe Abbildung 34).

Wie erging es den anderen Protagonisten im Stück um das Fleckfieber? Rudolf Weigl verliess Lemberg im April 1944, bevor die deutsche Wehrmacht die Stadt am 23. Juli 1944 praktisch kampflos räumte und die Rote Armee einmarschieren konnte (Raus, 1955). Mit einem Teil seiner Laborausrüstung begab er sich nach Kroscienko, etwa 400 Kilometer westlich von Lemberg in den Karpaten. Einige Monate danach wurde er von russischen Soldaten in Begleitung eines NKWD-Offiziers entdeckt und nach Krakau gebracht. Im Jahr 1945 bot ihm die sowjetische Verwaltung eine Stelle als Professor an der dortigen Universität an. Diese Position war mit einer hohen Lehrbelastung verbunden, die er nur widerwillig erfüllte. Später schlug man ihm wie schon 1939 vor, seine Vakzine an einem Moskauer Institut zu produzieren. Damit wären einige wirtschaftliche und persönliche Privilegien verbunden gewesen. Auch dieses Angebot schlug Weigl aus. Im März 1948 wurde er der Universität Poznan zugewiesen, wo er die erforderlichen Vorlesungen wiederum nur widerwillig hielt, sodass man ihn an ein kleines Forschungslabor in Krakau versetzte. Im Jahr 1951 liess er sich pensionieren und zog sich nach Zakopane in der Tatra zurück, wo er 1957 verstarb. Weigl wurde

F. Bayle: «Croix gammée contre caducée»; in Ludwik Fleck, Denkstile und Tatsachen, Gesammelte Schriften und Zeugnisse (Suhrkamp Taschenbuch Wissenschaft Nr. 1953). Hg. v. S. Werner, K. Zittel. Suhrkamp, Berlin 2001, 549–560.

104 Das «Israel Institute for Biological Research» untersteht dem israelischen Ministerpräsidenten und forscht hauptsächlich auf dem Gebiet der Verteidigung gegen biologische und chemische Waffen. Der Zugang ist streng reglementiert.

We regret to inform you that our colleague and
Head of our Department of Experimental Pathology,

LUDWIK FLECK, M. D.,
Professor of Microbiology, Hebrew University,
Member of the Polish Academy of Sciences

passed away on June 5th, 1961.

ISRAEL INSTITUTE FOR BIOLOGICAL RESEARCH
NESS-ZIONA

Abb. 34: Todesanzeige für Ludwik Fleck aus dem Israel Institute for Biological Research, 1961.

von den polnischen Behörden nach 1945 nicht mehr in die Herstellung von Fleckfieberimpfstoff involviert.
Erwin Ding-Schuler wurde am 25. April 1945 von US-amerikanischen Truppen in Weimar verhaftet und in das «Civilian Internment Camp No. 6», das ehemalige deutsche Kriegsgefangenenlager Stalag VII A bei Moosburg, auf halbem Weg zwischen Landshut und Freising, verlegt. Dort erhängte er sich am 11. August 1945.
Sein Stellvertreter Waldemar Hoven wurde im September 1943 im Verlauf der Buchenwalder Korruptionsaffäre um den Lagerkommandanten Karl Otto Koch verhaftet und mit weiteren Beschuldigten vor einem SS-Gericht angeklagt. Ihm wurden Mord, Körperverletzung mit Todesfolge und weitere Straftaten nachgewiesen. Hoven soll den inhaftierten Hauptscharführer Köhler, der potentieller Zeuge im Korruptionsverfahren gegen Karl Otto und Ilse Koch war, durch die Injektion von Aconitin getötet

haben, um Ilse Koch zu schützen, mit der er angeblich eine Affäre hatte. Der SS-Richter Konrad Morgen verurteilte Hoven noch im Frühjahr 1945 zum Tode. Hoven blieb 18 Monate in Buchenwald inhaftiert, bis er aufgrund des herrschenden Ärztemangels begnadigt und am 2. April 1945 aus der Haft entlassen wurde. Nach der Befreiung des KZ Buchenwald verhaftete die US-Armee Hoven. Im Nürnberger Ärzteprozess wurde er wie weitere 19 Ärzte, ein Jurist und zwei Verwaltungsspezialisten angeklagt. Der Ärzteprozess fand vom 9. Dezember 1946 bis zum 20. August 1947 als erster der zwölf Nürnberger Nachfolgeprozesse gegen Verantwortliche des NS Regimes im Nürnberger Justizpalast vor einem amerikanischen Militärgericht statt und umfasste 139 Verhandlungstage. Die vier Hauptanklagepunkte lauteten: «Verschwörung zur Begehung von Kriegsverbrechen (insbesondere medizinische Menschenversuche), Verbrechen gegen die Menschlichkeit und Mitgliedschaft in verbrecherischen Organisationen.» Es handelte sich um folgende Vergehen: hunderttausendfacher «Euthanasie»-Mord, brutale und tödliche Menschenexperimente, sadistische medizinische Quälereien bislang unbekannter Art. Hoven wurde am 20. August 1947 zum Tode verurteilt. Man vollstreckte das Urteil durch Hängen im Kriegsverbrechergefängnis Landsberg (War Criminal Prison No. 1) am 2. Juni 1948.
Joachim Mrugowsky, der ab 1943 als oberster Hygieniker und Amtschef III beim Reichsarzt SS in leitender Funktion auch als Vorgesetzter von Ding-Schuler und Hoven an zahlreichen Experimenten an Häftlingen in verschiedenen Konzentrationslagern beteiligt gewesen war, wurde im Nürnberger Ärzteprozess wie Hoven angeklagt und zum Tod durch Erhängen verurteilt. Das Urteil wurde im Kriegsverbrechergefängnis Landsberg am 2. Juni 1948 vollstreckt.
Hermann Eyer und rund 50 seiner Mitarbeitenden evakuierten das Institut in Krakau zwei Tage vor dem Eintreffen der Roten Armee am 19. Januar 1945. Sie begaben sich mit einer Zwischenstation in Tschenstochau im Süden Polens, wo ein Teil der mitgeführten Ausrüstung zurückbleiben musste, weiter nach Roth in der Nähe von Nürnberg. Dort wurde bereits ab August 1944 von Eyer im Hinblick auf die militärische Situation ein Rückzugsort in einem ehemaligen Krankenhaus geplant und eingerichtet. Weitere Räumlichkeiten standen im Schulhaus von

Roth zur Verfügung. Schritt für Schritt wurden Laboreinrichtungen und Personal von Krakau nach Roth verlagert. Im Dezember 1944 begann dort eine erste Herstellung von «Laus-Vakzine». Als die 7. US-Armee am 20. April 1945 Roth eroberte, war die Impfstoffproduktion trotz fertig eingerichteter Labors noch nicht in vollem Gang. Drei Offiziere des US-Hauptquartiers (Allied Forces. Supreme Headquarters. Combined Intelligence Objectives Sub-Committee), Joseph E. Smadel, Hans G. Schlumberger[105] und Eugene P. Soles (1917–?), verhörten 54 Mitarbeitende des Instituts. Smadel war als Leiter des Verhörteams besonders geeignet, da er als Wissenschaftler an Krankheiten geforscht hatte, die durch Rickettsien verursacht wurden.[106]

Weiter verhörte man führende Personen wie Stabsarzt Josef Daniels,[107] der in Lemberg das Labor zur Herstellung von Lausvakzine leitete und Heinrich Mückter[108] (Smadel et al., 1945).

105 Hans G. Schlumberger (1913–1967), Pathologe an der Medical School der University of Arkansas mit besonderem Interesse an vergleichender Pathologie.

106 Joseph Edwin Smadel (10. 1. 1907–21. 6. 1963), amerikanischer Mediziner und Virologe. Im Zweiten Weltkrieg war er als Chefvirologe des First Medical General Laboratory der US-Army in Europa und befasste sich unter anderem mit einer Typhusepidemie in der Mittelmeerregion und unternahm 1948 Feldstudien über die Wirksamkeit von Chloramphenicol gegen Typhus. 1956 wurde er Associate Director der National Institutes of Health (NIH).

107 Dr. Josef Daniels (1910–1983) arbeitete nach seiner Approbation 1936–1939 im Gesundheitsamt Hechingen und war nach dem Heeresdienst ab 1941 am Institut für Fleckfieber und Virusforschung in Krakau tätig. Nach dem Krieg war er zunächst Referent im Innenministerium von Südwürttemberg, dann Leiter des Gesundheitsamtes Tübingen, Referent in der Gesundheitsabteilung des nordrhein-westfälischen Innenministeriums, schliesslich Präsident der Akademie für Staatsmedizin in Düsseldorf, bevor er von 1959 bis 1964 im Bundesinnenministerium beziehungsweise später im Bundesgesundheitsministerium und danach von 1964 bis 1969 als Präsident des Bundesgesundheitsamtes wirkte.

108 Heinrich Mückter (14. 6. 1914–22. 5. 1987) wurde 1933 Mitglied der SA und 1937 Mitglied der NSDAP. In den Jahren des Zweiten Weltkriegs war er Stabsarzt und stellvertretender Direktor des Instituts für Fleckfieber und Virusforschung des Oberkommandos des Heeres unter Hermann Eyer in Krakau. Bei den «medizinischen Experimenten» wurden KZ-Häftlinge als Versuchspersonen missbraucht, nicht wenige starben dabei. 1946 stellte die Krakauer Staatsanwaltschaft deshalb Haftbefehl gegen Heinrich Mückter, dem er sich jedoch durch seine Flucht in die westlichen Besatzungszonen entziehen konnte. Ab Juni 1946 arbeitete er für die Firma Grünenthal in der Produktion von Antibiotika. Später wurde dort unter seiner Leitung Thaliodomid hergestellt.

Hermann Eyer wurde im November 1945 aus amerikanischer Haft entlassen und konnte auf den 1. August 1946 eine Professur für Hygiene und Bakteriologie an der Universität Bonn antreten. Im November 1946 verhafteten ihn die britischen Militärbehörden erneut, da ihm ein ehemaliger polnischer Mitarbeiter Kriegsverbrechen vorgeworfen hatte und die polnischen Behörden seine Auslieferung forderten. Britische Untersuchungen konnten Eyer keine Schuld nachweisen. Dazu beigetragen hat ein ausführliches Entlastungsschreiben von Heinrich Mückter, Eyers Stellvertreter im Krakauer Institut. Er wurde im November 1947 entlastet und konnte daraufhin seine Stelle in Bonn wieder einnehmen. Von 1957 bis 1974 leitete er das Max-von-Pettenkofer-Institut für Hygiene und medizinische Mikrobiologie der Universität München.

Lemberg

Wie veränderte sich der «genius loci» von Lemberg? Die Stadt blieb in der Endphase des Zweiten Weltkriegs weitgehend vor Zerstörungen verschont. Schwerwiegender waren die Veränderungen des sozialen Umfeldes in der Stadt durch den kriegsbedingten Verlust an Menschenleben und die immensen Folgen des Holocaust. Das jüdische Leben war ausgelöscht worden. Eine weitere dramatische Folge war die Flucht und die in der Regel erzwungene Ausreise der polnischen Bevölkerung in den Jahren 1944 bis 1946. Vor dem Krieg war mehr als die Hälfte aller Lemberger Bürger polnisch. In den Jahren zwischen 1944 und 1946 siedelten die sowjetischen Behörden im Zuge einer «Repatriierung» polnischstämmige Bürger westwärts um. Aus dem «neuen» Polen, vor allem aus den Grenzregionen, wurde die ukrainische Bevölkerung in die neue sowjetische Ukraine zwangsumgesiedelt. Diese «Repatriierungen» gründeten auf den Beschlüssen der Alliierten (USA, Grossbritannien und Russland) auf der Konferenz von Teheran (28. 11. bis 1. 12. 1943) und dem Abkommen zwischen dem PKWN (Polski Komitet Wyzwolenia Narodowego = Polnisches Komitee der Nationalen Befreiung), der sowjetisch gelenkten «Lubliner Regierung» und der

Regierung der Ukrainischen SSR.[109] Der Krieg hatte in Lemberg einen Bevölkerungsaustausch von 80 bis 90 Prozent zur Folge und sorgte somit für einen grundlegenden Traditionsbruch. Mit der Aussiedlung der polnischen und der Vernichtung der jüdischen Lemberger war die bürgerliche und intellektuelle Tradition in Lemberg so gut wie ausgelöscht. Die neuen Bewohner machten Lemberg zu einer sowjetischen und ländlich geprägten Stadt. Der alte «genius loci» Lembergs war untergegangen.

109 Am 22. Juli 1944 wurde von Stalin aus dem Nationalen Rat und dem Bund Polnischer Patrioten ein «Polnisches Komitee der Nationalen Befreiung» gegründet. Nach dem Abzug der Deutschen aus der Stadt Lublin wurde diese zur ersten polnischen Hauptstadt. Das Komitee sollte formell die Macht ergreifen, sobald die Rote Armee die Curzon-Linie überschreiten würde. Dies geschah am 22. Juli 1944, und das Komitee zog nach Lublin um. Dort bildete es de facto eine Regierung. Am 26. Juli 1944 wurde zwischen der Sowjetunion und dem Komitee ein Abkommen unterzeichnet, in dem auf eine direkte sowjetische Herrschaft über Polen verzichtet wurde. Allein Stalins Regierung anerkannte das Komitee unter Übergehung der polnischen Exilregierung in London als neue provisorische Regierung Polens. Die Exilregierung hatte sich bei der Sowjetunion spätestens durch ihre Anklage des Massakers von Katyn unbeliebt gemacht.

Ein Sieg über das Fleckfieber?

Die Erreger verlieren ihren Vektor und suchen andere Überträger

Wie veränderte diese Entwicklung das Stück über das Fleckfieber? Durch die neuen Bekämpfungsmethoden gegen das Fleckfieber änderte sich der «Denkstil», wie man es nach Ludwik Fleck bezeichnen kann. Im Zentrum stand ab 1943, ausgehend von der US-Armee, nicht mehr die Impfung gegen die Erreger (*Rickettsia prowazekii*), sondern die Vernichtung der Vektoren, der Läuse, wie man das bereits im Ersten Weltkrieg durchgeführt hatte. Auslösend für diesen Wechsel war die Anwendung von «DDT» (Dichlordiphenyltrichlorethan), einer zur Bekämpfung der Läuse äusserst effektiven Substanz. DDT wurde erstmals im Jahre 1874 durch den österreichischen Chemiker Othmar Zeidler (1850–1911) im Rahmen seiner Dissertation[110] an der Universität Strassburg unter Leitung von Adolf von Baeyer (1835–1917; Nobelpreis für Chemie 1905) synthetisiert. Die insektizide Wirkung entdeckte allerdings erst 1939 der Schweizer Paul Hermann Müller (1899–1965), der hierfür 1948 den Nobelpreis für Medizin erhielt, welcher damit zum ersten Mal an einen Nichtmediziner vergeben wurde. Müller war Mitarbeiter einer Forschungsgruppe bei der J. R. Geigy AG, die an Schmeissfliegen ein Screening verschiedener Chemikalien auf ihre insektizide Wirksamkeit durchführte. Geigy brachte DDT 1942 unter den Handelsnamen Gesarol (Mittel zum Pflanzenschutz und gegen Vorratsschädlinge) und Neocid (Hygienebereich) auf den Markt.

Die Anwendung von DDT war allen früheren Entlausungsmassnahmen hoch überlegen. Auf Anregung von Hermann Mooser,[111] Professor für

110 «Beitrag zu Kenntnis der Verbindungen zwischen Aldehyden und aromatischen Kohlenwasserstoffen.» Inauguraldissertation der philosophischen Fakultät der Universität Strassburg i. E., vorgelegt von Othmar Zeidler aus Wien (Österreich) (Wien 1873).

111 Hermann Mooser (3. 5. 1891–20. 6. 1971), Medizinstudium in Lausanne, Zürich und Basel (1921 Dr. med.). 1921–1928 Pathologe in Mexiko-Stadt, 1929 Direktor eines medizinischen Instituts in Cincinnati (USA), 1930 Prof. für Bakteriologie

Hygiene und Bakteriologie an der Universität Zürich und bedeutender Fleckfieberforscher, führte die Schweizer Armee DDT bereits 1942 zur Bekämpfung von Ektoparasiten ein (Lindemann, 2002; Mörgeli, 2005). Erst durch den konsequenten Einsatz des Insektizids DDT insbesondere durch die US-Armee konnte der Befall mit Läusen beim Menschen effizient reduziert werden (siehe Abbildung 35).

Damit gelang es in kurzer Zeit, dem Erreger des Fleckfiebers (*Rickettsia prowazekii*) den Vektor zu entziehen. Die Fleckfieberforschung, die in der ersten Hälfte des 20. Jahrhunderts so grosse Bedeutung erlangt hatte, verlor diese dank DDT beinahe von einem Tag auf den anderen. In der Mitte der 1950er Jahre erkannte man die schädigende Wirkung von DDT auf Vögel. Im Jahre 1962 veröffentlichte die US-amerikanische Biologin Rachel Carson (1907–1964) das Buch «Silent Spring» (Der stumme Frühling), in dem sie die Probleme und Risiken des Einsatzes von Pestiziden einer breiten Öffentlichkeit bekannt machte. Das Buch löste in den USA eine teilweise heftig geführte Debatte über den Einsatz von DDT aus. Der grossflächige Einsatz galt bald auch unter DDT-Befürwortern als missbräuchlich. Ab 1969 begann eine Übergangsfrist von zwei Jahren, nach der kein DDT mehr verwendet werden sollte.

Wie haben die Erreger des Fleckfiebers darauf reagiert?

Nach dem Verbot von DDT ist es in den 1990er Jahren zu dramatischen Neuausbrüchen von Fleckfieber gekommen. Bei Flüchtlingen aus dem Bürgerkrieg im benachbarten Ruanda traten in Burundi rund 100 000 Fälle von Fleckfieber auf (Raoult et al., 1988, 1997; Bise und Coninx, 1997). Weniger dramatische Ausbrüche ereigneten sich 1997 in Russland (Tarasevich, 1998), 1998 in Peru (Raoult et al., 1999) und in Algerien (Mokrani et al., 2004). Diese Berichte zeigen, dass *Rickettsia prowazekii* sich über viele Jahre erfolgreich verbergen konnte. Bereits 1913

an der Universität Mexiko-Stadt. Ihm gelang die Abgrenzung des endemischen murinen Fleckfiebers vom klassischen epidemischen Fleckfieber (Flecktyphus) der Alten Welt. 1936–1961 ordentlicher Professor für Hygiene und Bakteriologie an der Universität Zürich. Weltweites Wirken als Experte für Seuchenbekämpfung.

Abb. 35: Demonstration der DDT-Anwendung zur Entlausung durch die US-Armee 1945.

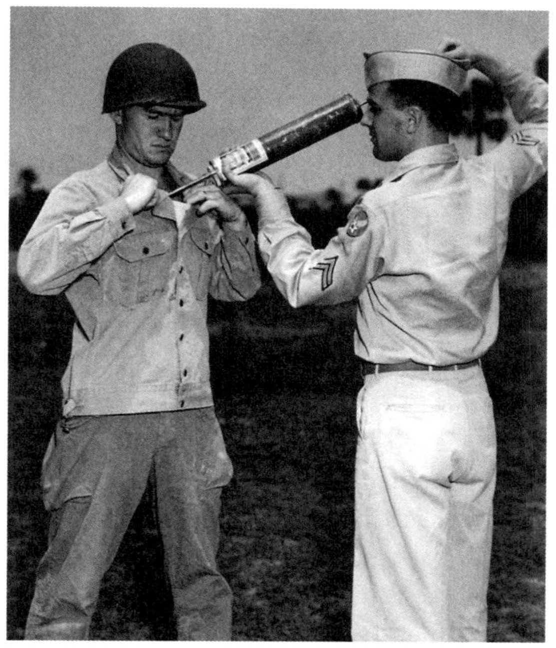

erkannte Nathan Brill[112] diese Zusammenhänge und beschrieb latente *R. prowazekii*-Infektionen als Ursache für Fleckfiebererkrankungen bei älteren Immigranten aus Osteuropa, die in der Lower Eastside New Yorks lebten. Die Erreger überlebten für Jahre unerkannt und ohne eine Krankheit hervorzurufen bei diesen Personen. Hans Zinsser[113] isolierte bei diesen Fällen *R. prowazekii*. Bei einem Nachlassen der Abwehrkräfte der betroffenen Personen im fortgeschrittenen Alter wurden die Erreger

112 Nathan Edwin Brill (3. 1. 1860–13. 12. 1925), amerikanischer Arzt, der am Mount-Sinai-Krankenhaus in New York City die «Brill-Zinsser-Erkrankung» entdeckte, eine Reaktivierung des Fleckfiebers.

113 Hans Zinsser (17. 11. 1878–4. 9. 1940) war ein US-amerikanischer Bakteriologe und Autor. Er wurde als Sohn deutscher Immigranten in New York geboren, studierte Medizin an der Columbia University und erwarb 1903 seinen Doktortitel. Zinsser wird insbesondere mit der Brill-Zinsser-Krankheit und Fleckfieber in Verbindung gebracht. Er ist berühmt für seine Arbeit zur Isolierung des Fleckfiebererregers *Rickettia prowazekii*. Er schrieb unter anderem unter dem Titel «Rats, Lice and History» (1935) eine «Biographie des Fleckfiebers».

wieder aktiv und vermehrten sich. Die «neu» entstehende Fleckfiebererkrankung bezeichnet man als Brill-Zinsser-Erkrankung.
Rickettsien sind ähnlich wie Chlamydien in der Lage, in einer Wirtszelle sogenannte «persistente Formen» zu bilden (Burach et al., 2014; Borel et al., 2012, 2010, 2008). Wurden infizierte Personen von Läusen befallen, konnten diese die Erreger aufnehmen und auf weitere, bisher nicht befallene Personen übertragen.
Joseph Roth findet in seinem Roman «Hiob» die zur Situation der osteuropäisch-jüdischen Immigranten in New York passenden Worte: «Mendel Singer hatte in Amerika, wo alles eilte, erst gelernt, langsam zu wandern. Also wanderte er durch die Zeit dem Greisenalter entgegen, vom Morgengebet bis zum Abendgebet, vom Frühstück bis zum Nachtmahl, vom Erwachen bis zum Schlaf. [...] Dann ging er in den Laden der Familie Skowronek. [...] Dort versammelten sich alle älteren Leute des Viertels. Sie sprachen über Politik und erzählten Anekdoten aus der Heimat. [...] Es war Sommer. Das Ungeziefer in der Wohnung Mendel Singers vermehrte sich unaufhörlich, obwohl die kleinen Messingräder an den Füssen der Betten Tag und Nacht in Näpfchen voll Petroleum standen und obwohl Deborah mit einer zarten Hühnerfeder, in Terpentin getaucht, alle Ritzen der Möbel bestrich.»
Im Laufe der Zeit wurden darüber hinaus weitere Reservoire von *Rickettsia prowazekii* entdeckt. So finden sich die Erreger auch in afrikanischen und südamerikanischen Zecken (Ormsbee et al., 1968; Reiss-Gutfreund, 1966). In diesen Gebieten der Erde treten auch immer wieder vereinzelte Ausbrüche von Fleckfieber auf. Besondere Beachtung fand der Nachweis von *R. prowazekii* in Gleithörnchen (Sciurinae) in den USA, deren Ektoparasiten die Erreger auch auf Menschen übertragen haben (Chapman et al., 2009). Von diesen Quellen kann unter Umständen auch bei Touristen wieder eine Verbreitung des Fleckfiebers ausgehen. Daher reiht man den Erreger des Fleckfiebers heute in die Gruppe der «re-emerging infections» ein.
In der systematischen Einteilung der Bakterien wird *Rickettsia prowazekii* gemeinsam mit einer ganzen Reihe von anderen Rickettsien, die beim Menschen Krankheiten hervorrufen, in die Bakterienfamilie der *Rickettsiaceae* in der Ordnung *Rickettsiales* eingereiht. Die Systematik dieser Ordnung war in den letzten Jahren aufgrund von molekularbio-

Abb. 36: Verwandtschaftliche Beziehungen der verschiedenen humanpathogenen Rickettsienarten basierend auf molekularbiologischen Untersuchungen.

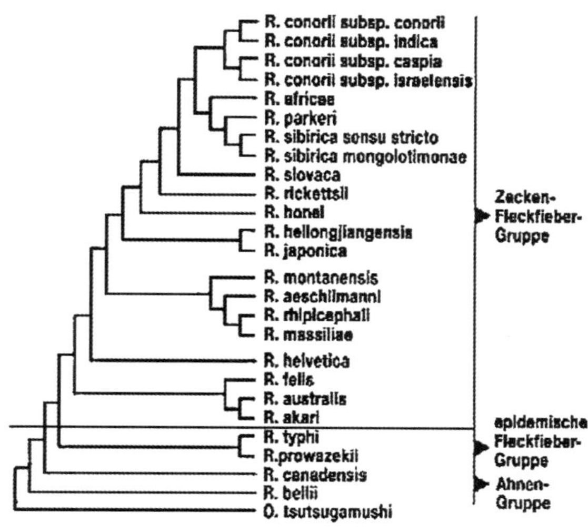

logischen Analysen (16S-rRNA-Analysen) einer grossen Umstellung unterzogen. Durch diese modernen Nachweisverfahren hat man im Laufe der letzten Jahrzehnte neben den bereits bisher bekannten Erregern des Fleckfiebers und des Rocky-Mountain-Fleckfiebers weitere *Rickettsiaceae* gefunden, die durch Insekten übertragene Krankheiten beim Menschen verursachen können (siehe Abbildung 36; Dobler und Wölfel, 2009).

Man könnte meinen, diese Bakterien haben sich im Laufe ihrer evolutionären Entwicklung seit Jahrtausenden vorbereitet, um sich zum Beispiel für die im 20. Jahrhundert erforschten Bekämpfungsstrategien zu wappnen. Kann es vielleicht ihr Ziel sein, wieder eine solch tödliche Rolle wie zum Beispiel zur Zeit der Napoleonischen Kriege oder im Ersten Weltkrieg zu spielen?

Nachwort

Des Teufels letzte Worte, nachdem er den Jedermann nicht bekommen hat:

«Die Welt ist dumm, gemein und schlecht
Und geht Gewalt allzeit vor Recht,
Ist einer redlich, treu und klug,
Ihn meistern Arglist und Betrug.» (Geht ab.)

Stammt das Stück «Fleckfieber» von den Bakterien?
Waren Ludwik Fleck, Rudolf Weigl und andere nur Statisten im grossen Theater der Rickettsien?

Danksagung

Einen besonderen Dank schulde ich dem leider zu früh von uns gegangenen Johannes Fehr, der mich in vielen Gesprächen mit der Person und dem Schicksal von Ludwik Fleck vertraut gemacht und so den Grundstein zu diesem Buch gelegt hat.
Dankbar bin ich für die intensiven Diskussionen mit den wechselnden Mitarbeitenden des Ludwik Fleck Zentrums am Collegium Helveticum in gemeinsamer Trägerschaft von ETH Zürich und Universität Zürich. Sie haben mir wichtige Einsichten zu Fleck ermöglicht. Die Universität Zürich sei dafür verdankt, dass sie die finanziellen Mittel zur Verfügung gestellt hat, um viele Jahre als Fellow am Collegium Helveticum tätig zu sein.
Prof. Gerd Folkers hat in seiner Zeit als Leiter des Collegium Helveticum das intellektuell stimulierende Klima geboten, das es den verschiedenen Fellows erlaubt hat, transdisziplinär arbeiten zu können.
Dr. Samuel C. Zinsli danke ich ganz besonders für die ausgezeichnete Durchsicht des Manuskripts und seine konstruktiven Vorschläge zur Verbesserung.
Und schliesslich wäre das Buch nicht ohne die grosse Unterstützung des Chronos Verlags unter der Leitung von Dr. Hans-Rudolf Wiedmer, dem Lektor Dr. Rafael Wagner und dem Verlagsteam entstanden.

Literatur

Die Liste der verwendeten Literatur enthält einerseits – wie in der Wissenschaft üblich – die Hinweise zu den im Text zitierten Quellen aus Büchern, Publikationen in wissenschaftlichen Zeitschriften, Doktorarbeiten oder ähnlichem. Andererseits kann diese Zusammenstellung Interessierten Hinweise zu weiterführender Lektüre geben.

Albrecht S., 2006: Prof. Dr. Hans Jöchle (1892–1968) – Ein Leben für den Hufbeschlag. Quellen und Materialien zur Geschichte der Tierärztlichen Fakultät der Universität München, vet.-med. Dissertation, Hannover.

Allen A., 2014: The fantastic laboratory of Dr. Weigl. W.W. Norton & Company, New York, London.

Andersson J. O., Andersson S.G.E., 2000: A century of typhus, lice and rickettsia. In: Research Microbiology, 151, 143–150.

Angelakis E., Bechah Y., Raoult D., 2015: The history of epidemic typhus. In: Microbiology Spectrum, 4, 1–9.

Anonym, 1994: ...von Anilin bis Zwangsarbeit. Der Weg eines Monopols durch die Geschichte. Zur Entstehung und Entwicklung der deutschen chemischen Industrie. Eine Dokumentation des Arbeitskreises I.G. Farben der Bundesfachtagung der Chemiefachschaften, Allgemeiner Studenten Ausschuss (ASTA) Berlin.

Bacot A., 1922a: Details of the technique adopted in following Weigl's plan of feeding lice infected with the virus of typhus fever by rectal injection. British Journal of Experimental Pathology, 3, 72–74.

Bacot F. E. S., Siigal J., 1922b: The infection of lice (Pediculus Humanus) with Rickettsia prowazekii by the injection per rectum of the blood platelets of typhus-infected guinea-pigs and the re-infection of other guinea-pigs from these lice. In: British Journal of Experimental Pathology, 3, 125–131.

Besier G., Stoklosa K., 2010: Antisemitismus im Polen der Zwischenkriegszeit. In: Kirchliche Zeitgeschichte, 23, 549–574.

Bise G., Coninx R., 1997: Epidemic typhus in a prison in Burundi. In: Transanctions Royal Society for Tropical Medicine and Hygiene, 91, 133 f.

Böhler J., 2016: Wer seid und auf welcher Seite steht ihr? In: 1956 – Eine (etwas) andere Perspektive. Hg. v. J. Kochanowski, J. von Puttkamer, Neriton, Warszawa, 55–71.

Borel N., Dumrese C., Ziegler U., Schifferli A., Kaiser C., Pospischil A., 2012: Mixed infections with Chlamydia and porcine epidemic diarrhea virus – a new in vitro model of chlamydial persistence. In: BMC Microbiology, 27, 201.

Borel N., Pospischil A., Dowling R. D., Dumrese C., Gaydos C. A., Bunk S., Hermann C., Ramirez J. A., Summersgill J. T., 2012: Antigens of persistent Chlamydia pneumoniae within coronary atheroma from patients undergoing heart transplantation. In: Journal Clinical Pathology, 65, 171–177.

Borel N., Summersgill J.T., Mukhopadhyay S., Miller R. D., Ramirez J. A., Pospischil A., 2008: Evidence for persistent Chlamydia pneumoniae infection of human coronary atheromas. In: Artherosclerosis, 199, 154–161.

Bronsen D, 2018: Joseph Roth, eine Biographie. Kiepenheuer und Witsch e-Book, 2018, 71.

Burach F., Pospischil A., Hanger J., Loader J., Pillonel T., Greub G., Borel N., 2014: Chlamydiaceae and Chlamydia-like organisms in the koala (Phascolarctos cinereus)-organ distribution and histopathological findings. In: Veterinary Microbiol., 172, 230–240.

Castaneda M. R., 1934: The antigenic relationship between Proteus X-19 and typhus Rickettsia. In: Journal of experimental medicine, 60, 119–125.

Chapman A. S., Swerdlow D. L., Dato V. M., Anderson A. D., Moodie C. E., Marriott C., Amman B., Hennessey M., Fox P., Green D. B., Pegg E., Nicholson W. L., Eremeeva M. E., Dasch G. A., 2009: Cluster of sylvatic epidemic typhus cases associated with flying squirrels, 2004–2006. In: Emerging Infectious Diseases, 15, 1005–1011.

Cloudsley-Thompson J. L., 1976: Insects and History. Weidenfeld & Nicolson, London.

Cohen R. S., Schnelle T., 1986: Cognition and fact. Materials on Ludwik Fleck (Boston Studies in the Philosophy of Science 87). R. Reidel Publishing Company, Dordrecht.

Dobler G., Wölfel R., 2009: Fleckfieber und andere Rickettsiosen. In: Deutsches Ärzteblatt, 106, 348–354.

Ebstein W., 1902: Die Krankheiten im Feldzuge gegen Russland (1812). Eine geschichtlich-medizinische Studie. Verlag Ferdinand Enke, Stuttgart.

Eyer H., 1967: Rudolf Weigl und die ätiologische Fleckfieberbekämpfung. In: Münchner Medizinische Wochenschrift, 42, 2185–2191.

Falcao E. C., 1966: Henrique da Rocha Lima and the discovery of Rickettsia prowazekii. Revista do Instituto de Medicina Tropical de São Paulo, 8, 55–59.

Filho F. B., Aveleira C.R.A., 2015: Henrique da Rocha Lima. Anais Brasieleiros de Dermatologia, 90, 363–366.

Fischer W., 1943: Vom Nervenfieber. Virchows Archiv für pathologische Anatomie und Physiologie und für klinische Medizin, 311, 63–68.

Flamm H., 2015: Das Fleckfieber und die Erfindung seiner Serodiagnose und Impfung bei der k. und k. Armee in Ersten Weltkrieg. In: Wiener Medizinische Wochenschrift, 165, 152–163.

Fleck L., Altenberg E., 1931a: Die Verteilung der Leukozyten im Blut im Lichte der Wahrscheinlichkeitsrechnung (in Polnisch). Wiadomosici Lekarskie, 4, 522–527.

Fleck L., Hescheles I., 1931b: Über eine Fleckfieber Hautreaktion. Journal Molecular Medicine, 10, 1075 f.

Fleck L., 1931c: Versuche über die lokale Hautreaktion mit Proteus X-19-Extrakten (Die Exanthinreaktion). In: Zeitschrift für Immunitätsforschung und experimentelle Therapie, 72, 282–300.

Fleck L., 1947: Specific antigenic substances in the urine of Typhus patients. Texas Reports on Biology and Medicine, 5, 168–172.

Fleck L., 2011: Ludwik Fleck. Denkstile und Tatsachen, Gesammelte Schriften und Zeugnisse (Suhrkamp Taschenbuch Wissenschaft 1953). Hg. v. S. Werner, K. Zittel. Suhrkamp, Berlin.

Görtemaker H. B., 2019: Hitlers Hofstaat. Der innere Kreis im Dritten Reich und danach. C.H. Beck, München.

Greenwood M., Arkwright J. A., 1924: The life and scientific work of Arthur William Bacot. The Journal of Hygiene, 22, 265–304.

Groër F., 1955: Instytut Matikii Dzlecka (Institut Mutter und Kind) in: POLEN, Nr. 2–3, Warszawa.

Gross L., 1996: How Charles Nicolle of the Pasteur Institute discovered that epidemic typhus is transmitted by lice: Reminiscences from my years at the Pasteur Institute in Paris. In: Proceedings National. Academy of Science. USA, 93, 10539 f.

Hase A., 1916: Beobachtungen und Untersuchungen über die Verlausung der Fronttruppen. Deutsche militärärztliche Zeitschrift, 291–308.

Hase A., 1934: Zur Geschichte der Ungezieferbekämpfung im Weltkriege (Tatsachen, Erfahrungen und Fortschritte). Münchner medizinische Wochenschrift, 30, 1207–1230.

Herzen A., 1854: Russlands soziale Zustände. Hoffmann und Campe Verlag, Hamburg.

Hladík J., 1914: Kurzes Lehrbuch der Militärhygiene. Verlag Josef Šafář, Wien.

Jaenicke L., 2008: Erinnerungsbild Jakob Karl (von) Parnas. In: BIOspektrum, 14, 664–666.

Kłańska M., 1993: Lemberg. Die «Stadt der verwischten Grenzen». In: Zeitschrift für Germanistik, Neue Folge, 3, 33–47.

Klevemann L. C., 2017: Lemberg. Die vergessene Mitte Europas. Aufbau Verlag, Berlin.

Kogon E., 1979: Telefonat mit Thomas Schnelle, 6. Februar 1979, Archiv für Zeitgeschichte, Eidgenössische Technische Hochschule Zürich.

Köhler K., 1892: Ärztebriefe aus vier Jahrhunderten. Wien; zitiert nach Winkle, 2005.

Leon A.P., 1942: The precipitation of anti-typhus serum by the urine of typhus patients: a new serological test for typhus fever. Revista del Instituto de Salubridad y Enfermedades Tropicales, 3, 201–208.

Lindemann J., 2002: Hermann Mooser, Typhus, Warsaw 1941. Gesnerus, 59, 99–113.

Linne K., 2000: Der Nürnberger Ärzteprozess 1946/47. Wortprotokolle, Anklage- und Verteidigungsmaterial, Quellen zum Umfeld. K. G. Saur, München.

Lochbihler J., 1917: Sanitärer Wiederaufbau in Serbien. Festschrift anlässlich des einjährigen Bestehens des k. und k. Militär-General-Gouvernements in Serbien. Ein Rückblick. In: Der Militärarzt. Zeitschrift für das gesamte Sanitätswesen der Armeen, 51, 34–38.

Martini E., 1938: Praktisch-entomologische Erinnerungen an den Weltkrieg. Zeitschrift für Hygiene und Zoologie, 30, 51–58, 65–77.

Mokrani K., Fournier P. E., Dalichaouche M., Tebbal S., Aouati A., Raoult D., 2004: Reemerging threat of epidemic typhus in Algeria. Journal Clinical Microbiology, 42, 3898–3900.

Mörgeli C., 2004: Ein Lehrstuhl für die Rassehygiene? Zur Neubesetzung der Zürcher Hygiene-Professur 1934–1936. In: Zürcher Taschenbuch auf das Jahr 2005, Verlag Druckerei an der Sihl AG, Zürich.

Nauck E. G., 1965: Rickettsien. In: Handbuch der Allgemeinen Pathologie, Bd. XI/2. Hg. v. F. Büchner, E. Letterer, F. Roulet. Springer, Berlin, Heidelberg, New York, 276.

Neumann A., 2006: «Ausschaltung der Ansteckungsquellen» – Die Seuchenpolitik der deutschen Wehrmacht im Krieg gegen die Sowjetunion 1941–1944. In: «Gesundheitsschutz für alle» und die Ausgrenzung von Minderheiten. Forschungsschwerpunkt Zeitgeschichte im Institut für Geschichte der Medizin, Zentrum für Human- und Gesundheitswissenschaften (ZHGB), Charité – Universitätsmedizin Berlin. Hg. v. U. Schagen, S. Schleiermacher (Berichte und Dokumente zur Zeitgeschichte der Medizin 7), Berlin.

Nicolle C., Comte C., Consei L., 1909: Transmission expérimentale du typhus exanthématique par le pou du corps. Comptes Rendus Hebdomadaires des Séances de l'Académie des Sciences, 149, 486–489.

Ormsbee R. A., Hoogstraal H., Yousser L. B., Hildebrandt P., Atalla W., 1968: Evidence for extra-human epidemic typhus in the wild animals of Egypt. Journal Hygiene, Epidemiology, Microbiology and Immunology, 12, 1–6.

Osten P., 2015: Militärmedizin – unvorbereitet in die Krise. Deutsches Ärzteblatt, 112, 370–373.

Parnas J., 1978: Historische Verbindungen zwischen dem k. und k. Thierarznei-Institut bzw. der Tierärztlichen Hochschule in Wien und der Veterinärmedizin in Galizien (Lemberg, Krakau). In: Wiener Tierärztliche Monatsschrift 68, 183–186.

Parola P., Paddock C. D., Raoult D., 2005: Tick-borne rickettsioses around the world: emerging diseases challenging old concepts. Clinical Microbiology Reviews, 18, 719–756.

Patterson K. D., 1993: Typhus and its control in Russia, 1870–1940. Medical History, 37, 361–381.

Pospischil A., 2009: From disease to etiology: Historical aspects of Chlamydia-related diseases in animals and humans. Drugs of Today, 45, Suppl. B, 141–146.

Pospischil A., Häsler S., 2016: Zur Geschichte internierter polnischer Tierärzte in der Schweiz 1940–1947. Schweizer Archiv Tierheilkunde, 158, 27–38.

Rajchman L., 1922: Incidence of Typhus in Europe before 1914. League of Nations Medical Report, 1922; Archivnummer: R836-12B-19529-19530.

Raoult D., Roux V., Ndihokubwaho J. B., Bise G., Baudon D., 1997: Jail fever (epidemic typhus) outbreak in Burundi. Emerging Infectious Diseases, 3, 357–360.

Raoult D., Ndihokubwayo J. B., Tissot-Dupont H., Roux V., Faugere B., 1998: Outbreak of epidemic typhus associated with trench fever in Burundi. Lancet 352, 353–358.

Raoult D., Birtles R. J., Montoya M., Perez E., Tissot-Dupont H., 1999: Survey of louse-associated diseases among rural Andean communities in Peru: Prevalence of epidemic typhus, trench fever, and relapsing fever. Clinical Infectious Diseases, 29, 434–436.

Raoult D., Dutour O., Houhamdi L., Jankauskas R., Fournier P. E., Ardagna Y., Drancourt M., Signoli M., La V. D., Macia Y., Aboudharam G., 2006: Evidence for louse-transmitted diseases in soldiers of Napoleon's Grand Army in Vilnius. Journal Infectious Diseases, 193, 112–120.

Raus D., 1955: Die Schlacht bei Lemberg. Allgemeine schweizerische Militärzeitschrift, 121, 833–844.

Reed D. L., Smith V. S., Hammond S. L., Rogers A. R., Clayton D. H., 2004: Genetic analysis of lice supports direct contact between modern and ar-

chaic humans. PLoS Biology, 2, 1972–1983, e340, journals.plos.org/plosbiology/article?id=10.1371/journal.pbio.0020340, 21. 4. 2020.
Reiss-Gutfreund R. J., 1966: The isolation of Rickettsia prowazekii and mooseri from unusual sources. American Journal Tropical Medicine and Hygiene, 15, 943–949.
Ricketts H. T., 1909: A micro-organism which apparently has a specific relationship to Rocky Mountain spotted fever: a preliminary report. Journal of the American Medical Association, 52, 379 f.
Rocha-Lima da H., 1916a: Zur Ätiologie des Fleckfiebers. In: Zeitschrift allgemeine Pathologie, 27, 45–50.
Rocha-Lima da H. 1916b: Untersuchungen über Fleckfieber. In: Münchner medizinische Wochenschrift., 63, 1381–1384.
Rocha-Lima da H., 1930: Rickettsien. In: Handbuch der pathogenen Mikroorganismen. Hg. v. W. Kolle, R. Kraus, P. Uhlenhut. Gustav Fischer und Urban & Schwarzenberg, Jena, 1352.
Roth J., 1927: Juden auf Wanderschaft. In: Berichte aus der Wirklichkeit Band 4, Verlag Die Schmiede, Berlin 1927, 24 f.
Roth J., 1932: Der Radetzkymarsch, Romane 1, Köln 1984, 466–468.
Roth J., 1934: Die Büste des Kaisers. In: Leviathan. Erzählungen, Erzählfragmente, kleine Prosa, Berlin, Weimar 1979, 224 f.
Roth K., Vaupel E., 2017: Von Insekten, Chrysanthemen und Menschen. Chemie in unserer Zeit, 51, 162–184.
Sackmann W., 1980: Fleckfieber und Fleckfieberforschung zur Zeit des Ersten Weltkrieges. Zum Gedenken an Henrique da Rocha Lima (1879–1956). Gesnerus, 37, 113–132.
Saletta E., 2018: Alltagsbilder aus dem Warschauer Ghetto. Studi Germanici, 14, 45–72.
Schleiermacher S., 2009: Raumplanung und Seuchenbekämpfung. Geomedizin im Dienste der Kriegsführung. In: Mit Feder und Schwert. Militär und Wissenschaft – Wissenschaftler und Krieg. Hg. v. M. Berg, J. Thiel, P. T. Walther. Franz Steiner Verlag, Stuttgart.
Schneider U., Stein H., 1986: I.G. Farben; Abt. Behringwerke, Marburg; KZ Buchenwald, Menschenversuche; ein dokumentarischer Bericht (Hochschulschriften 242). Brüder-Grimm-Verlag, Kassel.
Schnelle T., 1982: Ludwik Fleck – Leben und Denken. Zur Entstehung und Entwicklung des soziologischen Denkstils in der Wissenschaftsphilosophie. Dissertation Universität Hamburg. Hochschulverlag, Freiburg im Breisgau.
Semashko N.A., 1949: Die ersten Schritte des sowjetischen Gesundheitswesens. In: Zeitschrift für ärztliche Fortbildung, 43, zitiert nach Winkle S. (2005), 1360.

Sigmund K., 2015: Sie nannten sich der Wiener Kreis. Exaktes Denken am Rand des Untergangs. Verlag Springer Spektrum, Wiesbaden.

Sikora H., 1915: Beiträge zur Biologie von Pediculus vestimenti. Centralblatt für Bakteriologie, Parasitenkunde und Infektionskrankheiten, 76, 523–537.

Smadel J. E., Schlumberger H. G., Soles E. P., o. J.: Institut für Fleckfieber- und Virusforschung des Oberkommandos des Heeres at Roth, Bavaria: 27–30 April, 16–17 May, 1945. Allied Forces, Supreme Headquarters. Combined Intelligence Objectives Sub-Committee, G-2 Division, SHAEF, APO 413, resource.nlm.nih.gov/101709327, 21. 4. 2020.

Szybalski W., 2003: The genius of Rudolf Stefan Weigl (1883–1957), a Lvovian microbe hunter and and breeder: In: In Memoriam. International Weigl Conference (Microorganisms in Pathogenesis and their Drug Resistance, Abstract), 10–31, www.lwow.home.pl/Weigl/in-memoriam.html, 21. 4. 2020.

Tarasevich I., Rydkina E., Raoult D., 1998: Epidemic typhus in Russia. In: Lancet 352, 1151.

Tarassewitsch L. A., 1922: L'épidémie en Russie depuis 1914. In: Société des Nations, Section d'hygiène. Renseignements épidémiologiques. Rapport No. 2, mars 1922.

Ulam S., 1958: The Scottish Book, kielich.amu.edu.pl/Stefan_Banach/pdf/ks-szkocka/ks-szkocka3ang.pdf, 21. 4. 2020.

Virchow R., 1848: Mittheilungen über die in Oberschlesien herrschende Typhus-Epidemie. In: Archiv für pathologische Anatomie und Physiologie und für klinische Medicin, 2, 1–183.

Weidner H., 1982: Zum Gedenken an Professor Dr. Albrecht Hase anlässlich seines 100. Geburtstages. Anzeiger für Schädlingskunde, Pflanzenschutz und Umweltschutz, 55, 33–38.

Weigl R., 1920: Untersuchungen und Experimente an Fleckfieberläusen. Die Technik der Rickettsia-Forschung. Beiträge zur Klinik der Infektionskrankheiten und zur Immunitätsforschung, 8, 353–376.

Weigl R., 1930: Die Methoden der aktiven Fleckfieber-Immunisierung. Bulletin International de l'Academie Polonaise des Sciences et des Lettres Classe Medicine, 25–62.

Weigl R., 1947: Immunization against typhus fever in Poland during World War II. Texas Reports on Biology and Medicine, 5, 177–179.

Weil E., Felix A., 1916: Zur serologischen Diagnose des Fleckfiebers. Wiener Klinische Wochenschrift, 29, 33–35.

Weindling P., 1995: Between bacteriology and virology: The development of typhus vaccines between the First and Second World Wars. History and Philosophy of Life Sciences, 17, 81–90.

Weiss J., 2010: The Lemberg Mosaic: The Memoirs of two who survived the destruction of jewish Galicia. Alderbrook Press, New York.

Werther T., 2004: Fleckfieberforschung im Deutschen Reich 1914–1945. Untersuchungen zur Beziehung zwischen Wissenschaft, Industrie und Politik unter besonderer Berücksichtigung der IG Farben. Dissertation Fachbereich Gesellschaftswissenschaften und Philosophie, Philipps-Universität Marburg.

Winkle S., 2005: Geisseln der Menschheit, 3. Aufl. Artemis & Winkler, Zürich, 618–669.

Wu X., 2018: Georg Henning – eine Spurensuche. Nachrichten aus der Chemie, 66, 137–139.

Yu X.-J., Walker D. H., 2015: Rickettsia. Bergey's Manual of Systematics of Archaea and Bacteria, Wiley, Hoboken.

Abbildungsverzeichnis

Sofern nichts anderes vermerkt ist, stammen die Abbildungen und Fotografien aus dem Archiv des Autors.

Personenregister